TRIAS EXPERTEN WISSEN

AF784231

Escher

Zöliakie

Thieme
QUALITÄTS-
GARANTIE

Liebe Leserin, lieber Leser,

wenn es um die eigene Gesundheit geht, darf man nichts dem Zufall überlassen. »Für eine bessere Medizin und mehr Gesundheit im Leben«: So lautet das Qualitätsversprechen der Marke Thieme. Ärztlich Tätige, Pflegekräfte, Physiotherapeuten oder Hebammen – sie alle verlassen sich darauf, dass sie von Thieme, dem führenden Anbieter von medizinischen Fachinformationen und Services, die entscheidenden Informationen zur richtigen Zeit am richtigen Ort bekommen. So können sie die Menschen, die sich ihnen anvertrauen, bestmöglich unterstützen. Auch Sie können sich auf die TRIAS Ratgeber mit dem Thieme Qualitätssiegel verlassen! Diese Informationsangebote helfen Ihnen dabei, die richtigen Entscheidungen zu treffen, wenn es um Ihre Gesundheit geht, selbst daran mitzuwirken, gesund zu werden, sich gesund zu erhalten oder das Fortschreiten einer Erkrankung zu vermeiden. Mit einem TRIAS Titel aus dem Hause Thieme überlassen Sie Ihre Gesundheit nicht dem Zufall!

Ihr TRIAS Team

Für Sarah

TRIAS EXPERTEN WISSEN

Dr. med. Markus Escher

Zöliakie

Die **Erkrankung verstehen**, Gluten sicher meiden.
Selbst aktiv werden: Ernährung anpassen und neue Therapiemöglichkeiten nutzen

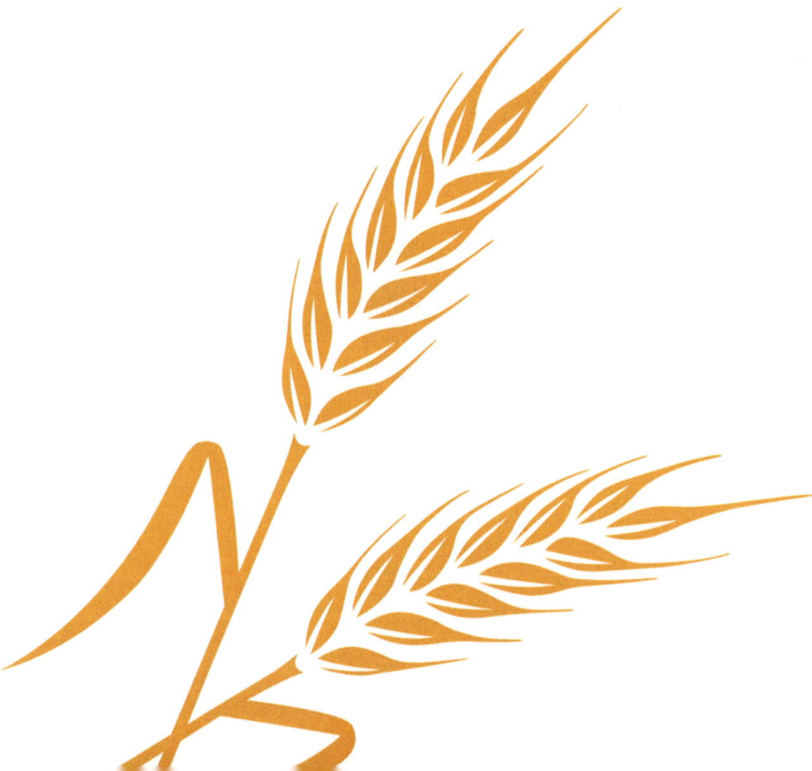

TRIAS

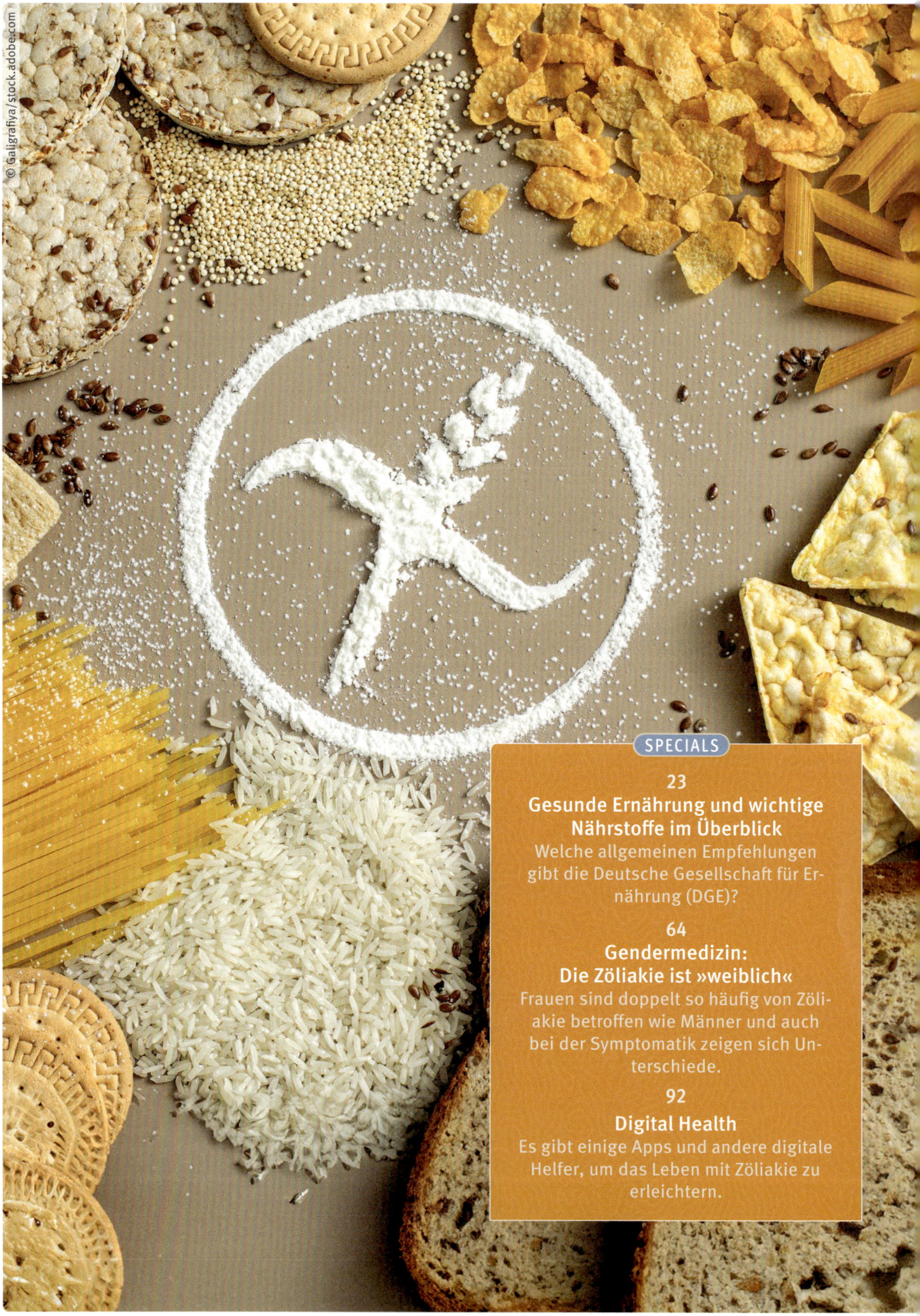

© Galigrafiya/stock.adobe.com

SPECIALS

Vorwort

Die Zöliakie. Eine der spannendsten und facettenreichsten Erkrankungen der Inneren Medizin. Nicht umsonst wird sie von der Fachwelt aufgrund ihrer unterschiedlichen Ausprägungen und Erscheinungsformen als »Chamäleon« bezeichnet. Ich lade Sie, liebe Leserin, lieber Leser, zu einer Reise durch Fakten, aber auch Mythen rund um die Themen Zöliakie, Weizensensitivität und Weizenallergie ein.

Früher war die Zöliakie eine gefürchtete Erkrankung mit damals noch hoher Sterblichkeit. Das hat sich grundlegend geändert, nachdem man zu Kriegszeiten 1941 festgestellt hat, wie positiv sich eine getreidearme Ernährung bei Menschen mit Zöliakie auswirkt. Doch diese radikale Umstellung auf eine glutenfreie Ernährung ist auch heute noch für die Betroffenen und ihre Angehörigen herausfordernd.

Bei der Zöliakie kommt es durch die Aufnahme von Gluten, enthalten als »Klebereiweiß« in vielen Getreidesorten, zu einer immunologisch vermittelten Entzündungsreaktion im Dünndarm. Das hat oft gravierende Folgen für die Betroffenen und wirkt sich auf unterschiedliche Organe aus. Die strikte glutenfreie Ernährung ist nach wie vor unabdingbar, nachdem eine Zöliakie diagnostiziert wurde. Doch es werden zurzeit diverse potenzielle Medikamente erforscht, sodass es in der Zukunft möglichweise eine medikamentöse Therapie gibt. Werfen Sie mit mir einen Blick auf die neuesten Entwicklungen.

Doch nicht nur Patient*innen mit Zöliakie ernähren sich glutenfrei. Eine glutenarme bzw. glutenfreie Ernährung ist in den letzten Jahren geradezu zu einem Hype bei vielen Menschen geworden. Zeigt dies doch, wie häufig auch unspezifische Magen-Darm-Beschwerden mit dieser Diät behandelt werden – meist ohne Grund und ohne klare Diagnose. Dabei ist es im Alltag auch für Mediziner*innen häufig schwierig, zwischen der Zöliakie, der Weizensensitivität (Nicht-Zöliakie-Weizensensitivität – kurz NZWS), Weizenallergie, Reizdarm bzw. Dyspepsie und den »PWAWGs« (patients who avoid wheat and gluten), die allein einem Trend folgen, zu unterscheiden.

Mit dem vorliegenden Buch möchte ich Sie liebe Leserin, lieber Leser, an die Hand nehmen und Sie durch diesen Begriffsdschungel führen. Egal, ob Sie selbst an Zöliakie erkrankt sind, oder ob Sie eine Angehörige/ein Angehöriger, ein(e) Lebenspartner*in oder ein »Profi« sind, der sich um Diagnostik, Therapie oder Beratung Erkrankter kümmert. Mir geht es darum, Fakten verständlich und prägnant zu vermitteln, Tipps für den (Beratungs-)Alltag zu geben und neueste wissenschaftliche Erkenntnisse darzustellen. Das vorliegende Buch möchte Struktur und Klarheit über die Themen Zöliakie, Gluten und Co. geben und dabei eine breite Zielgruppe von Interessierten über Patient*innen bis hin zu Medizinern ansprechen.

Zuletzt, und das liegt mir besonders am Herzen, möchte ich Betroffene zu Wort kommen lassen. Wie haben sie ihre Diagnose erlebt? Wie kamen sie damit in der ersten Zeit zurecht und wie sehr hat sie die Zöliakie im Alltag eingeschränkt?

Somit bleibt mir nur noch, Ihnen eine spannende und informative Lektüre zu wünschen.

Ihr

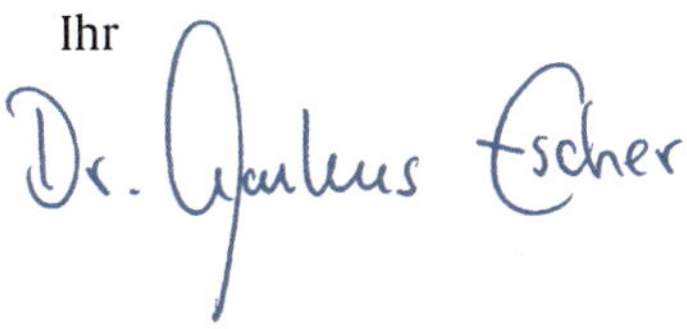

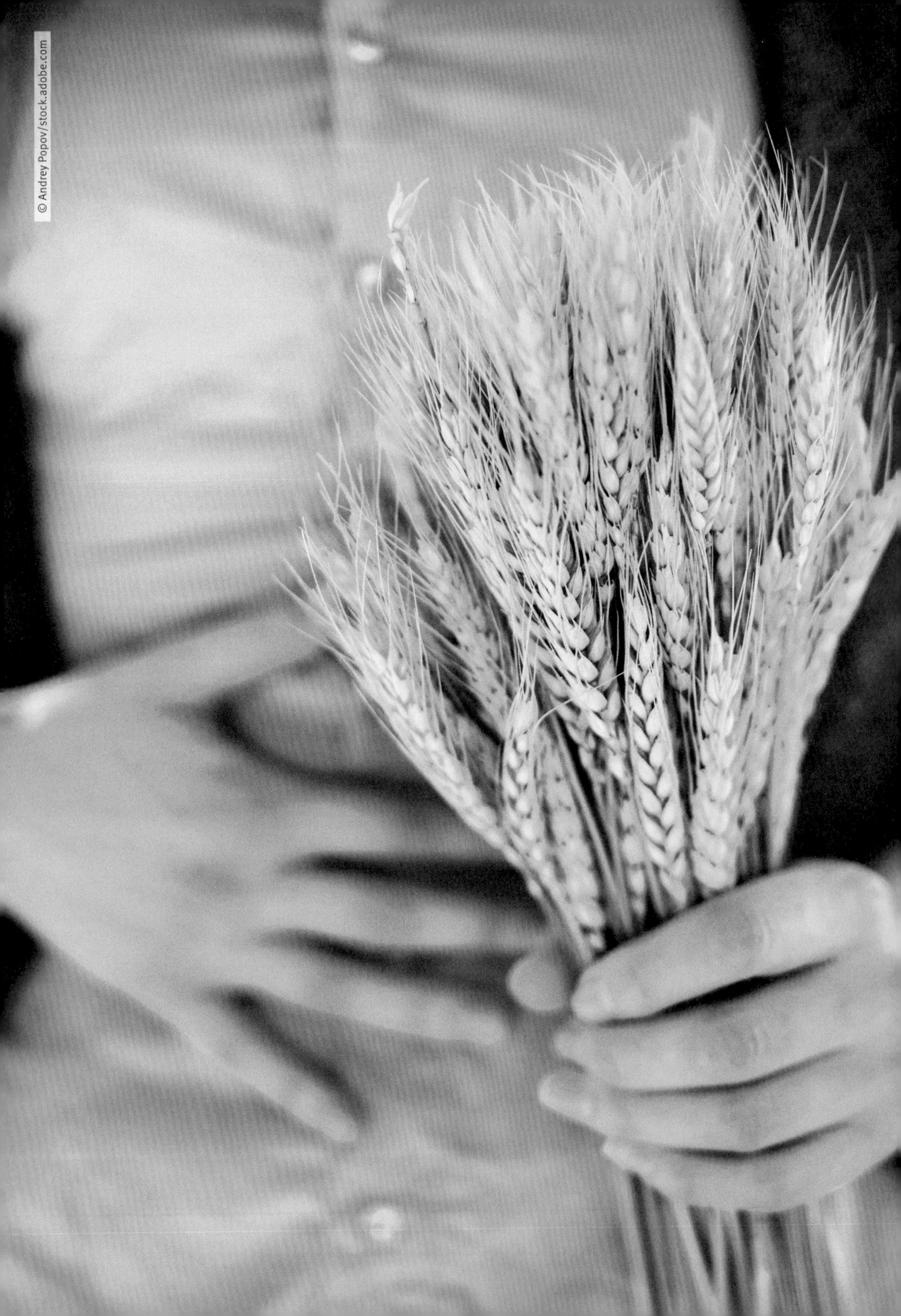
© Andrey Popov/stock.adobe.com

Die Hauptdarsteller: Getreide und unser Darm

DIE GESCHICHTE DES WEIZENS

Die Entdeckung von Weizen und verwandten Getreidearten als Auslöser für die Zöliakie 1950 und drei Jahre später von Gluten als Auslöser waren Meilensteine im Verständnis und der Behandlung der Zöliakie.

Der Anbau von Getreide war ein wichtiger Entwicklungsschritt in der Geschichte der Menschheit. Der Wandel von Jägern und Sammlern hin zu sesshaften Landwirtschaftsgesellschaften war eng mit dem Anbau von Getreidepflanzen verbunden. Der Getreidehandel trug zur wirtschaftlichen Entwicklung und zum Wohlstand von Völkern bei. Ganze Handelsrouten, wie die Seidenstraße, entstanden, um Getreide und andere Lebensmittel auszutauschen. Es lohnt daher, einen Blick auf die Kulturgeschichte der Getreidearten zu werfen.

Getreide sind Zuchtformen von Süßgräsern. Der Weizen ist eines der ältesten und bedeutendsten Getreide der Welt. Seine Kulturgeschichte reicht zurück bis in die Antike und seine Verbreitung hat die Entwicklung der menschlichen Zivilisation entscheidend beeinflusst. Getreideanbau und die Herstellung von Brot wurden maßgeblich von den Ägyptern entwickelt. In Grabkammern aus Pyramiden aus dem 5.–6. Jahrtausend v. Chr. fanden sich Gerste und Emmer. Brei, der aus zerstampften Getreidekörnern hergestellt wurde, war zu Zeiten der Römer eine weitverbreitete Nahrung.

Die Weizenzucht begann schon vor 10.000 Jahren

Die neuere Geschichte des Anbaus und der Zucht von Weizen beginnt vor ca. zehntausend Jahren im sogenannten »fruchtbaren Halbmond«, einer Region im Nahen Osten, die das heutige Gebiet von Irak, Syrien, der Türkei und

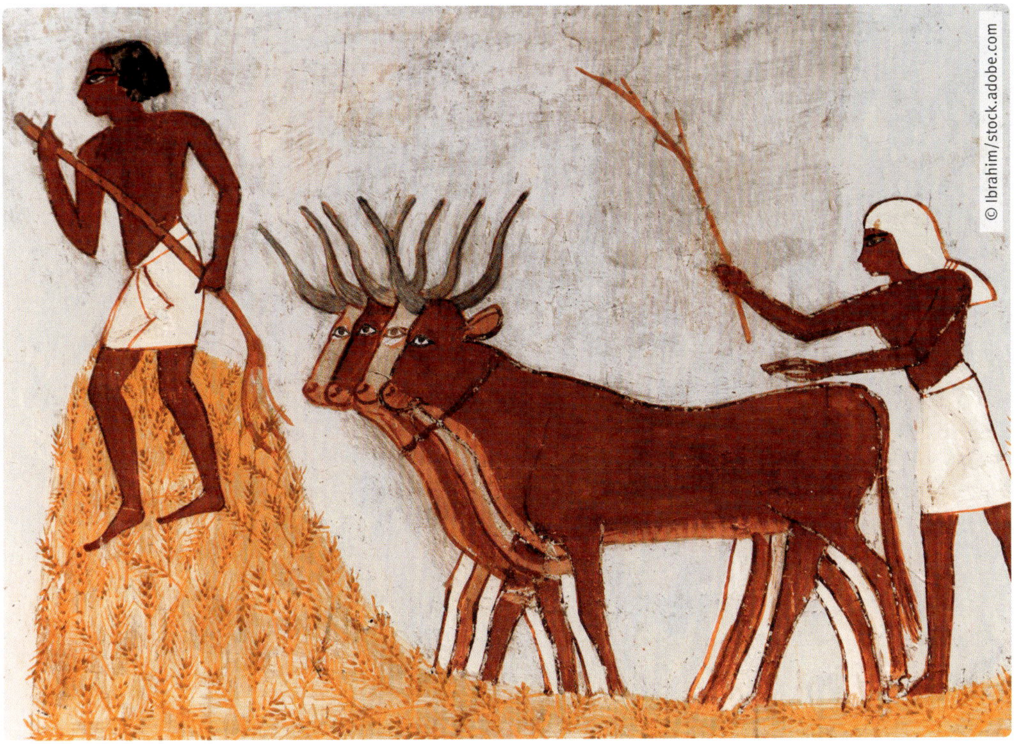

dem Iran umfasst. Hier wurden erstmals wilde Gräser wie Emmer und Einkorn angebaut, aus denen der kultivierte Weizen entstand. Die Bauern erkannten den Wert dieser Pflanze aufgrund ihrer reichen Erträge und guten Lagerfähigkeit.

Mit der Zeit verbreitete sich der Weizenanbau von der ursprünglichen Region im Nahen Osten in andere Teile der Welt. Die alten Ägypter waren unter den ersten, die Weizen anbauten, und es wurde zu einem Grundnahrungsmittel ihrer Kultur. Von Ägypten aus gelangte der Weizen nach Nordafrika, Südeuropa und schließlich nach Indien und China. In Mittel- und Westeuropa verbreitete sich der Anbau von Weizen vor ca. 7000 Jahren. Wildgetreide wurde schon vor über 32.000 Jahren als Nahrungsmittel verwendet.

Während der Zeit der großen Entdeckungen und der Kolonialisierung wurde Weizen von den europäischen Seefahrern in die Neue Welt gebracht. In Nordamerika entwickelte sich der Weizenanbau zu einem wichtigen Wirtschaftszweig und half, die dortige Bevölkerung zu ernähren und die Landwirtschaft zu entwickeln. Ab dem 16.–18. Jahrhundert begann der Weizenanbau an der Nord- und Ostseeküste. Zu der Zeit prägten Windmühlen zum Mahlen des Weizens das Landschaftsbild.

Weizen als Grundnahrungsmittel

Mit der Industrialisierung und der Entwicklung moderner Landwirtschaftstechniken erlebte der Weizenanbau im 19. und 20. Jahrhundert einen enormen Aufschwung. Die Züchtung von Hochertragssorten, Düngung und der Einsatz von Maschinen ermöglichten eine erhebliche Steigerung der Weizenerträge. Die »grüne Revolution« in den 1960er Jahren, die durch den

WISSEN

Ur-Getreide und Ur-Weizen

Eine genaue Definition des Begriffs »Ur-Getreide« gibt es nicht. Üblicherweise werden mit Ur-Getreide die Getreidearten Einkorn, Emmer, Waldstaudenroggen (Ur-Roggen) und Khorosan-Weizen verbunden. Emmer und Einkorn sind kaum Zuchtveränderungen unterworfen worden; daher sind die Pflanzen von einst die gleichen wie heute. Die Begriffe Ur-Getreide und Ur-Weizen werden häufig unscharf getrennt und es kursieren in den Medien hierzu recht unterschiedliche Auffassungen und Begrifflichkeiten. Ur-Weizen gilt als verträglicher als heutiger Weizen. Menschen mit einer Nicht-Zöliakie-Weizensensitivität oder anderen funktionellen Darmbeschwerden, wie beispielsweise dem Reizdarmsyndrom, könnten davon profitieren. Mit zunehmender Kenntnis um die genetischen Grundlagen, erfolgt die Einteilung der Weizenarten nach deren Anzahl an Chromosomensätzen im Zellkern.

Die Einteilung der Weizenarten

Einkornreihe (2 Chromosomensätze/Zellkern):
- Wildeinkorn
- Kultureinkorn

Zweikornreihe (4 Chromosomensätze/Zellkern):
- Wilder Emmer
- Kultur-Emmer
- Rauhweizen (Khorosan-Weizen)
- Hartweizen (Nudelweizen)

Dinkelreihe (6 Chromosomensätze/Zellkern):
- Dinkel
- Weichweizen (Brotweizen)

Hartweizen wird unter anderem für die Produktion von Nudeln verwendet. Bedeutsamer ist der Weichweizen als Mehlgrundlage für Backwaren und Brot.

▼ Die Entstehung unseres Weizens

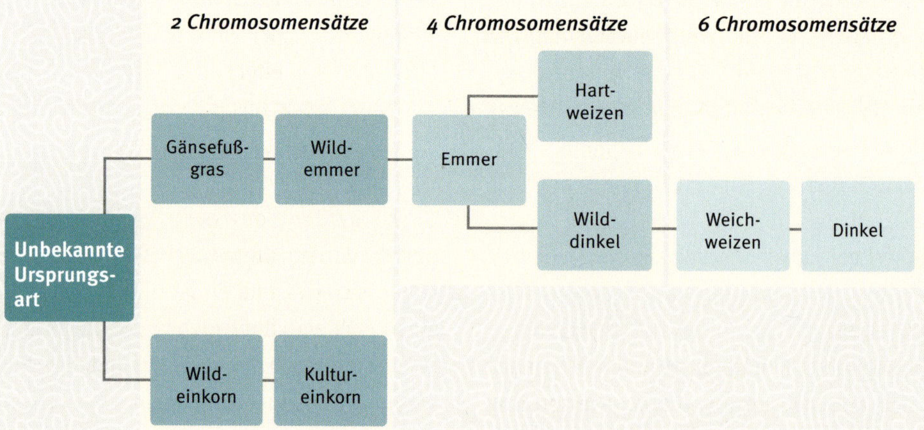

Alle Weizenarten der Einkorn-, Zweikorn- und Dinkelreihe enthalten Gluten

Es gibt jedoch genetisch erklärbare Unterschiede. Weizenarten der Einkorn- und Zweikornreihe fehlen bestimmte Gliadineigenschaften. Hieraus erklärt sich eine bessere Verträglichkeit. Wissenschaftliche Arbeiten mit Khorosan-Weizen (Kamut) stützen diese Vermutung. Aber nicht nur die Gliadineigenschaften spielen eine Rolle. Getreide der Ein- und Zweikornreihe unterscheiden sich auch in der Menge der enthaltenen Amylase-Trypsin-Inhibitoren (ATI, s. S. 99) und der FODMAPs. Produkte auf Basis der Einkorn- und Zweikornreihe werden sicherlich in Zukunft gezielt mit einer besseren Verträglichkeit werben. Die Lebensmittelindustrie spricht schon heute mit ihren Produkten aus »2ab«-Weizen als Ur-Weizensorte oder aus Khorosan-Weizen (Kamut) Menschen mit funktionellen Magen-Darm-Beschwerden oder einer Nicht-Zöliakie-Weizensensitivität an.

Einsatz von Düngemitteln und Pestiziden gefördert wurde, trug dazu bei, den Welthunger zu verringern und die Weizenproduktion weiter zu steigern. Heutzutage ist Weizen eines der wichtigsten Grundnahrungsmittel der Welt. Er wird in vielen Ländern auf allen Kontinenten angebaut und ist ein wesentlicher Bestandteil der Ernährung von Milliarden von Menschen.

Der Glutengehalt im Weizen hat eine faszinierende Entwicklung durchlaufen, die eng mit der Domestizierung und Züchtung dieser wichtigen Getreideart verbunden ist. In diesem Kapitel werden wir die verschiedenen Etappen der Glutengeschichte im Weizen betrachten und verstehen, wie diese Entwicklung die heutige landwirtschaftliche Praxis und die menschliche Ernährung beeinflusst hat.

Wilde Gräser sind die Vorfahren des Weizens

Die Vorfahren des Weizens sind wilde Gräser wie Einkorn (Triticum monococcum) und Emmer (Triticum dicoccum). Historisch betrachtet gehört Emmer zu den ältesten von Menschen kultivierten Getreidearten. Diese wilden Gräser enthielten nur geringe Mengen an Gluten, da sie sich im Laufe der Evolution an ihre natürliche Umgebung angepasst hatten. Die Körner dieser Vorläufer des heutigen Weizens waren für den Menschen schwer verdaulich und ihre Ernte erforderte viel Aufwand. Die Bauern begannen daher, selektiv Pflanzen mit wünschenswerten Eigenschaften anzubauen.

Aus Einkorn (diploider Chromosomensatz) wurde durch Zuchtmethoden (u.a. Kreuzung mit Ziegengras), die zu einer Vervielfachung des Chromosomensatzes in der Zelle führen (Polyploidiezucht), Emmer (tetraploider Weizen). Durch weitere Züchtungen entwickelte sich aus Emmer unser heutiger Weizen. Folgen der Polyploidiezucht waren eine Zunahme von Korngröße und -dicke mit einem höheren Ertrag beim Dreschen des Getreidekorns. Verwandt mit dieser Zuchtform des Emmers (Kreuzung von Ziegengras und Einkorn) ist der heute v.a. zur Nudelherstellung noch verwendete Durum- oder Hartweizen. Nicht zuletzt haben alle diese Züchtungen den Nährstoff- und Glutengehalt beeinflusst – nicht immer nur günstig.

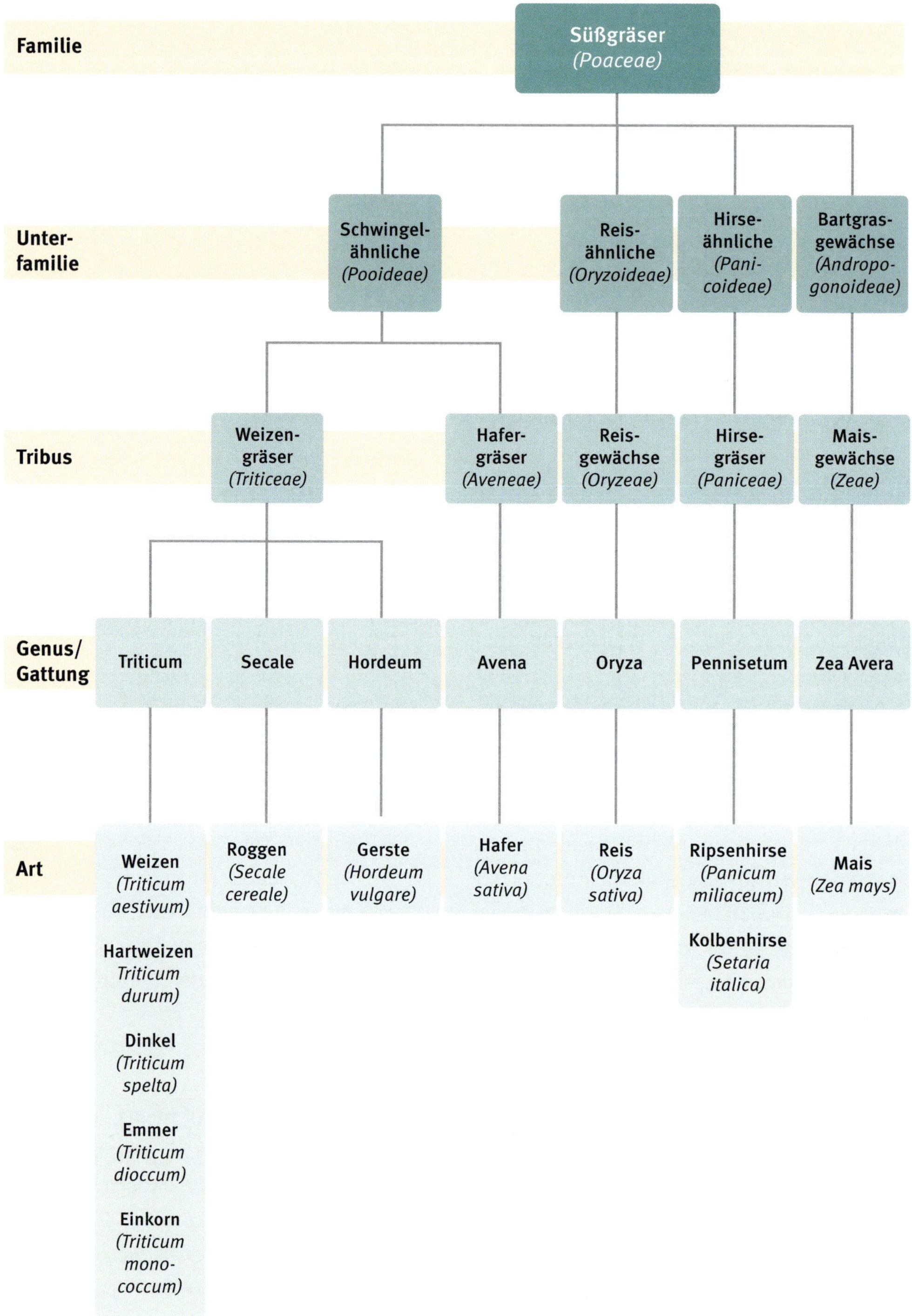

nach Rimbach et al. 2010

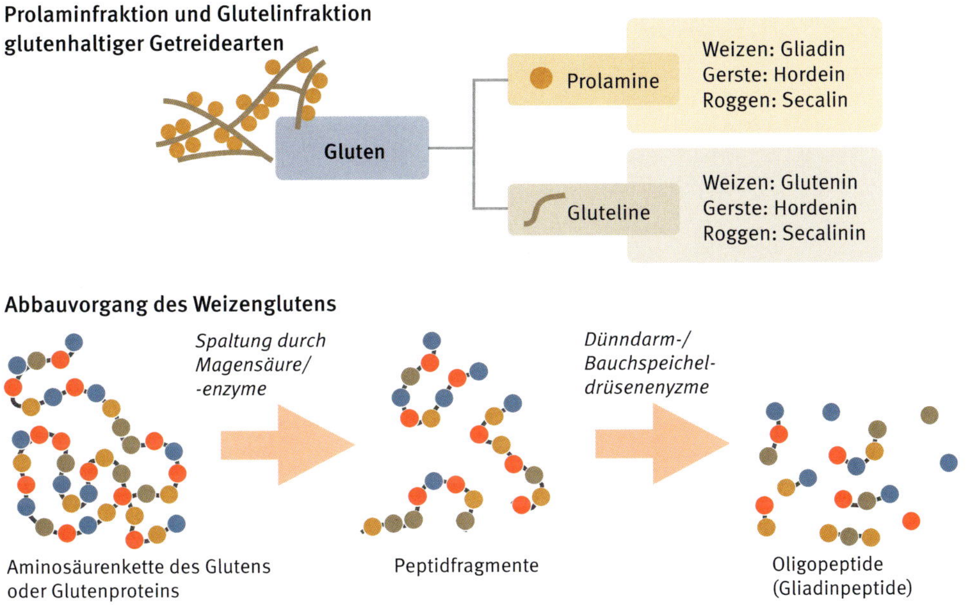

Die Aminosäurenkette wird immer weiter aufgespalten, bis nur noch Bruchstücke (Gliadinpeptide) übrigbleiben. Diese sind nicht weiter zerlegbar, wandern bei Zöliakie-Betroffenen in die Dünndarmwand ein und lösen dort eine Immunreaktion aus.

▲ Glutenbestandteile verschiedener Getreidearten und Abbau des Weizenglutens.

Warum der Weizen immer glutenreicher wurde

Landwirtschaftliches Ziel war es, im Laufe der Zeit modernen Weizen mit einem höheren Glutengehalt zu züchten, der eine bessere Backqualität und höhere Erträge aufweist. So entstand vor etwa 3000 Jahren der hexaploide Weizen (Frühform des Dinkels). Moderne Brotweizen sind allesamt Weiterentwicklungen dieses hexaploiden Weizens. Durch gezielte Kreuzungen und Selektion wurden Weizensorten mit einem höheren Gehalt an Glutenproteinen, insbesondere Gliadin und Glutenin, entwickelt. Diese Sorten waren ideal für die Herstellung von Brot und anderen Backwaren, da sie dem Teig eine hohe Elastizität und Struktur verliehen.

◀ Stammbaum der Getreidearten

In den letzten Jahrzehnten hat der Glutengehalt im Weizen aufgrund der landwirtschaftlichen Praktiken und der Nachfrage nach besserer Backqualität weiter zugenommen. Während Gluten für die meisten Menschen unbedenklich ist, gibt es eine wachsende Anzahl von Menschen, die an Zöliakie oder Glutenunverträglichkeit leiden. Für sie kann der Verzehr von Gluten zu Verdauungsbeschwerden und anderen gesundheitlichen Problemen führen. Aufgrund der Zunahme von Zöliakie-Erkrankungen und Glutenunverträglichkeit in der heutigen Zeit, gibt es aktuell Bestrebungen, Weizensorten mit einem niedrigeren Glutengehalt bzw. glutenfreie Getreidesorten zu entwickeln.

Die Zukunft der Weizenzüchtung wird davon abhängen, wie wir die Herausforderungen des Klimawandels, der Ernährungssicherheit und der Gesundheitsaspekte bewältigen. For-

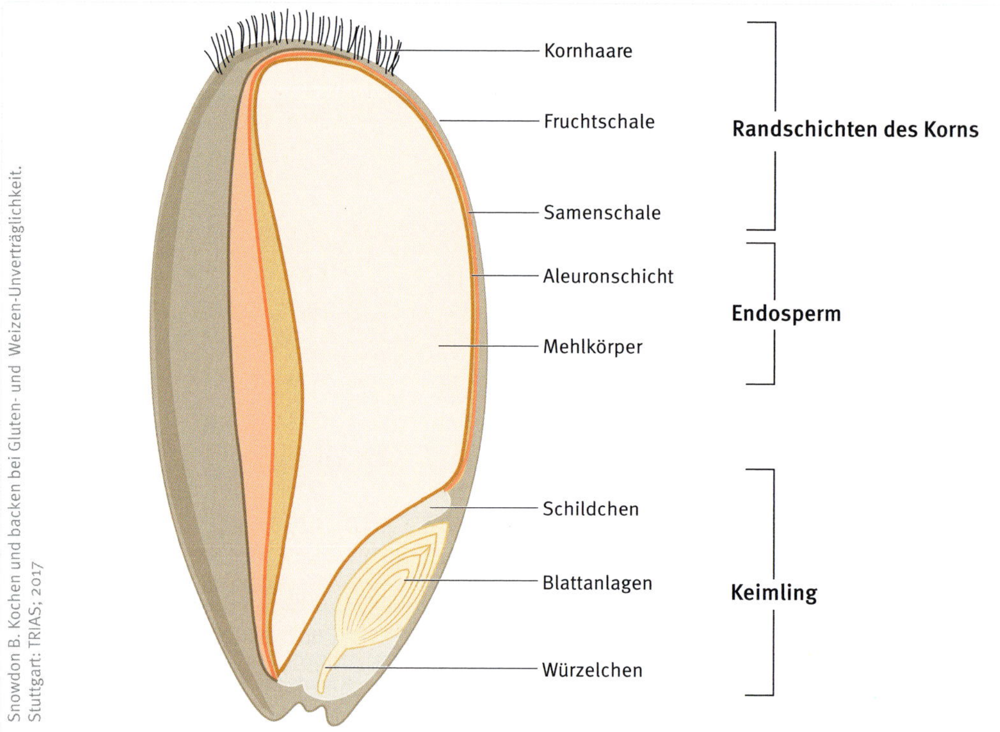

▲ Der Aufbau eines Getreidekorns

scher arbeiten daran, Weizensorten zu entwickeln, die widerstandsfähiger gegen Trockenheit und Schädlinge sind, um den steigenden Anforderungen einer wachsenden Weltbevölkerung gerecht zu werden. Gleichzeitig werden auch glutenfreie Getreidealternativen wie Hirse, Buchweizen und Quinoa zunehmend populärer.

Was ist Gluten?

Gluten ist das Klebereiweiß (lat. Gluten = Leim) im Mehlkörper des Getreidekorns. Gluten bezeichnet die Zöliakie-aktivierenden Proteine, die in Weizen, Roggen und Gerste vorkommen. Gluten lässt sich in zwei Fraktionen unterteilen: die alkohollöslichen Prolamine und die wasserlöslichen Gluteline. Bei den Prolaminen handelt es sich um die für Zöliakie-Patient*innen schädlichen Eiweiße. Gluteline können jedoch ebenfalls problematisch sein. Je nach Getreidesorte haben die Prolamine und die Gluteline unterschiedliche Namen. Gespalten im Magen und weiter zerlegt durch Enzyme im Dünndarm entstehen nicht weiter zerlegbare kurzkettige Eiweißteilchen (Oligopeptide), sogenannte Glutenpeptide. Diese wandern bei Zöliakie-Betroffenen in die Dünndarmwand ein und lösen die Immunreaktion aus (s. S. 36).

Weizen, Dinkel (Urform des modernen Weizens), Gerste und Roggen sind für ihre Zöliakie-aktivierende Wirkung bekannt. Hafer ist umstritten, da im Hafer die Prolamine nur mit etwa 5–10 % des Gesamtproteingehaltes vertreten sind, während Prolamine bei Weizen, Roggen und Gerste das Hauptspeicherprotein sind. Bei Hafer ist häufig das Problem, dass er im Rahmen der Weiterverarbeitung kontaminiert ist. Klinische Studien belegen, dass nicht kontaminierter Hafer von Zöliakie-Patient*innen vertragen wird. Erkennbar ist nicht kontaminierter Hafer am Glutenfrei-Symbol (Abb. s. S. 74). Getreidesorten wie Mais, Hirse und Reis sind von Natur aus glutenfrei und verursachen daher keine Zöliakie.

Wie das Weizenkorn aufgebaut ist

Der Kornaufbau ist bei bei allen Getreidearten vergleichbar. Jedes Getreidekorn besteht aus einer Schale, dem Mehlkörper und dem Keimling. Betrachten wir den Aufbau eines Weizenkorns näher. Getreidekörner bestehen von außen nach innen aus Kornhaaren, einer Oberhaut, einer äußeren und inneren Fruchtschale (Spelz), der Samenschale (Kleie), der zwischen Mehlkörper und Schale gelegenen eiweißhaltigen Aleuronschicht, dem stärke- und eiweißhaltigen Mehlkörper und dem fetthaltigen Keimling. Das Getreidekorn besteht zu ca. 70 % aus Stärke. Der Eiweißanteil liegt bei etwa 10–12 %. Gluten macht davon mit 75–80 % den Hauptanteil aus.

Die Fruchtschale hat für die Ernährung keine Bedeutung und wird vor dem Mahlen entfernt. Die Samenschale, je nach Mehltyp unterschiedlich abgesiebt, ist reich an Vitaminen, Mineral- und Ballaststoffen.

Die Aleuronschicht ist für die Versorgung des keimenden Korns zuständig und enthält Eiweiß, Fett, Mineralstoffe und Vitamine. Der Mehlkörper enthält Stärke sowie die für die Zöliakie bedeutsamen Prolamine und Gluteline. Der Keimling besitzt alle Anlagen für eine neue Getreidepflanze und besteht aus Schildchen, Blattanlagen und Würzelchen.

WISSEN

Mehl: Typenbezeichnungen

Ausmahlungsgrade werden durch Typenbezeichnungen gekennzeichnet (z. B. Weizenmehl Typ 405 oder 550). Dabei sagt die Typenzahl aus, wie hoch der Mineralstoffanteil (auch Aschegehalt genannt) ist. Je größer die Zahl, desto mehr Anteile Samenschale (Kleie) sind enthalten.

Zur Ermittlung des Mehltyps werden 100 g Mehl verbrannt. Die Asche, die übrigbleibt, wird gewogen. Dieser Wert ist die Typennummer, gleichbedeutend mit dem ursprünglichen Mineralstoffgehalt des Mehls.

Mehl mit der Typenbezeichnung »405« hat demnach 405 mg Mineralstoffe je 100 g Mehl, Mehl mit der Typenbezeichnung »1050« hat 1050 mg Mineralstoffe je 100 g Mehl.

AUFBAU UND FUNKTION DES DARMS

Um die Wechselwirkungen zwischen Gluten, Dünndarm und Immunsystem besser verstehen zu können, müssen wir den Darm als eines unserer wichtigsten Immunorgane betrachten. Wie faszinierend und unglaublich leistungsfähig unser Magen-Darm-Trakt sein kann, zeigen folgende Fakten.

Der menschliche Darm ist ein sehr komplexes Organ und ist essenziell für unsere Verdauung, die Aufnahme von Nährstoffen und die Ausscheidung von Abfallstoffen. Mit einem Gewicht von 1,5 kg wird der Darm besiedelt von etwa 100 Billionen Bakterien – insgesamt 1000 verschiedene Stämme – dem Bakteriom. In einem Gramm Stuhl lassen sich mehr Bakterien nachweisen als Menschen auf der Erde leben. Hinzu kommen Pilze und Viren, die den Körper ebenfalls besiedeln – das Mykobiom und das Virom. Die Bakteriendichte nimmt vom oberen Dünndarm (1000 Bakterien/ml) bis zum letzten Drittel des Dickdarms (1 Billion/ml) zu. Zusammen bilden sie das Mikrobiom des Menschen. Seine Bedeutung wurde in den letzten Jahren zunehmend klarer und scheint nicht nur beim Reizdarmsyndrom eine wichtige Rolle zu spielen, sondern hat auch Einfluss auf viele weitere Erkrankungen.

Im Laufe eines Lebens – bezogen auf einen 75-jährigen Menschen – hat der Darm 30.000 Tonnen Nahrung und etwa 50.000 Liter Flüssigkeiten verarbeitet. Dies auf einer Gesamtlänge von etwa 7 Metern. Der Dünndarm hat eine Länge von etwa 6 Metern, der Dickdarm eine Länge von etwa 1 Meter. Die Oberfläche von Dünn- und Dickdarm umfasst ausgebreitet eine unvorstellbare Fläche von 30–40 Quadratmetern. Damit besitzt der Darm die größte Kontaktfläche zur

▶ Übersicht über den Magen-Darm-Trakt des Menschen

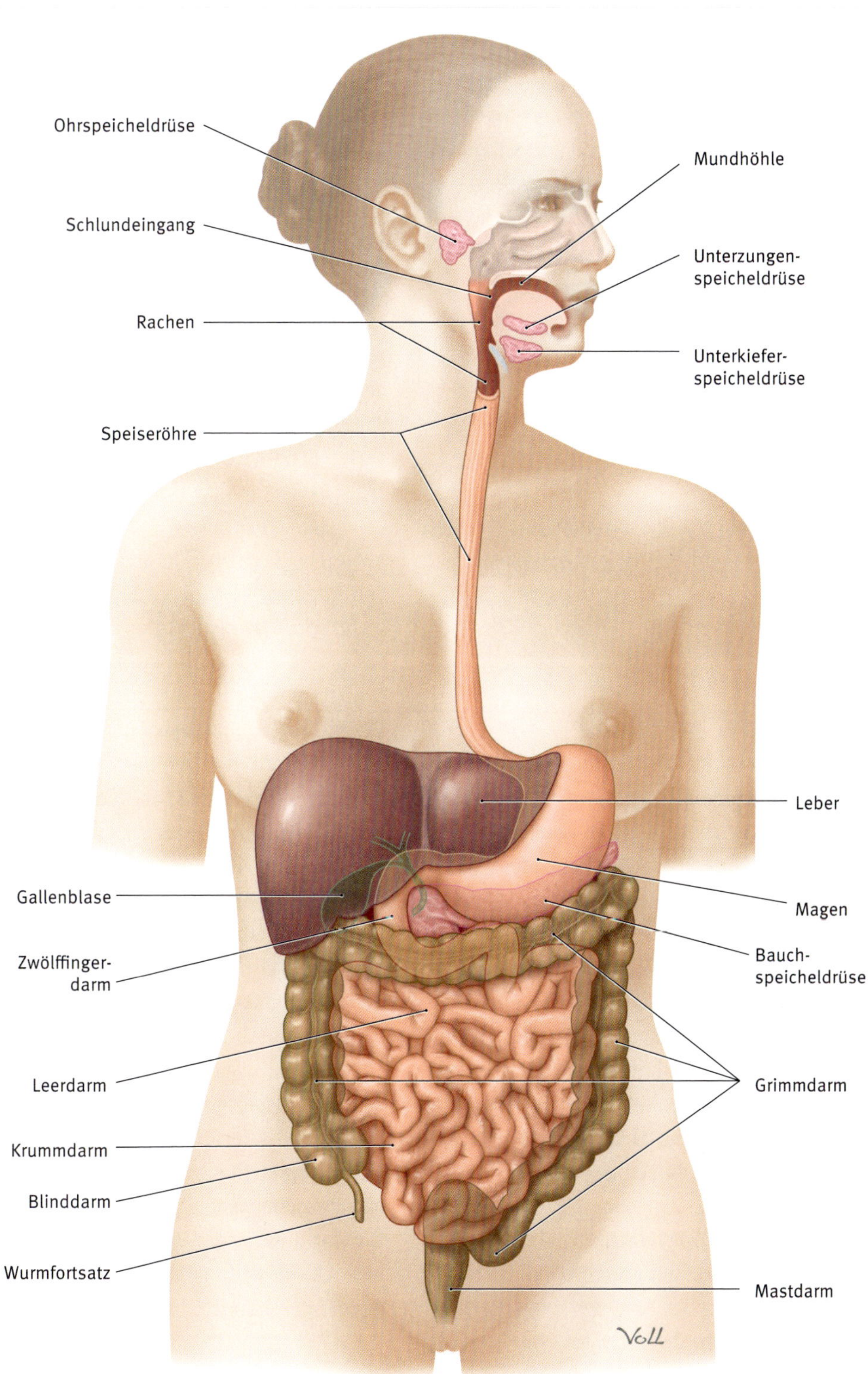

Schünke M, Schulte E, Schumacher U. PROMETHEUS LernAtlas, Grafiken: Voll M, und Wesker K; Thieme; 2018

Außenwelt. Die Haut hat im Vergleich dazu lediglich eine Fläche von 1,5–2,5 Quadratmetern. Nimmt man noch die Atemwege hinzu, steht der menschliche Organismus mit einer immensen Oberfläche in ständigem Kontakt zur Außenwelt und ist mit all ihren Einflüssen und Allergenen konfrontiert. Zudem besitzt die Dünndarmwand die höchste Dichte an Immunzellen. Möglicherweise ein Grund, weshalb die Immunreaktion bei der Zöliakie mitunter so heftig ausfällt.

Der Weg der Nahrung durch unseren Verdauungstrakt

Beschäftigen wir uns nun mit dem Weg der Nahrung durch unser Verdauungssystem und lernen die Funktionen der einzelnen Stationen näher kennen. Einen Überblick über den menschlichen Verdauungstrakt gibt die folgende Abbildung.

Die Verdauung beginnt im Mund

In der Mundhöhle wird die Nahrung zerkleinert und mit dem Speichel vermischt. Viele große und kleine Speicheldrüsen produzieren insgesamt pro Tag 1,5 Liter Speichel. Während der Mund die Nahrung vermischt und durch das im Speichel enthaltene Enzym Amylase langkettige Kohlenhydrate spaltet, werden über Nervenimpulse Magendrüsen zur Freisetzung von Magensaft angeregt. Mit der Nahrung gelangen auch unzählige Fremdstoffe wie Bakterien in die Mundhöhle. Der Speichel setzt diesen eine Armee von Abwehrstoffen entgegen.

Im Magen ist es sauer

Mit dem Schluckakt wird die Nahrung über die Speiseröhre in den Magen transportiert. Ab jetzt läuft die weitere Verarbeitung der Nahrung autonom, also ohne dass wir etwas davon wahrnehmen bzw. Einfluss darauf nehmen können. Im Magen wird die Nahrung weiter durchmischt und mit saurem Magensaft durchsetzt. Täglich produzieren wir davon 2–3 Liter. Das saure Milieu des Magens verhindert die Vermehrung von Bakterien und anderen Keimen. Pepsin – ein Enzym im Magensaft – beginnt mit der Verdauung von Proteinen (Eiweißstoffen). Ein häufig vorkommendes Bakterium – Helicobacter pylori – kann der Magensäure widerstehen. Es kann Magensäure neutralisieren und sich so ein säurefreies Umfeld schaffen und damit in der Magenwand überleben. Dadurch kommt es zu einer chronischen Gastritis, welche häufig unbemerkt vorhanden ist. Zudem erhöht Helicobacter pylori das Risiko für Magenkrebs.

Neben Magensäure und Enzymen bildet der Magen auch einen Hilfsstoff für die Aufnahme von Vitamin B_{12}. Vitamin B_{12} kann der Mensch nicht selbst herstellen. Der Hilfsstoff »Intrinsic Factor« unterstützt die Aufnahme von Vitamin B_{12} im Dünndarm. Fehlt dieser – beispielsweise bei der sogenannten Autoimmungastritis – kommt es zu einem Vitamin-B_{12}-Mangel mit teilweise belastenden neurologischen Folgeerkrankungen. Je nach Vorzerkleinerung im Mund, Fettgehalt der Nahrung und Aktivität der Nerven in der Magenwand verlässt die weiter bearbeitete Nahrung den Magen durch den Magenpförtner (Pylorus). Die Verweilzeit im Magen beträgt 30 Minuten bis hin zu 5 Stunden.

Wunderwerk Darm

Der menschliche Darm besteht aus zwei Hauptabschnitten, dem Dünndarm und dem Dickdarm. Er ist im Bauchraum über Bindegewebe (Mesenterium) befestigt und mit Nachbarorganen verbunden. Im Mesenterium befinden

▶ Oben: gesunder Dünndarm, unten: Dünndarm bei Zöliakie mit Zottenverlust

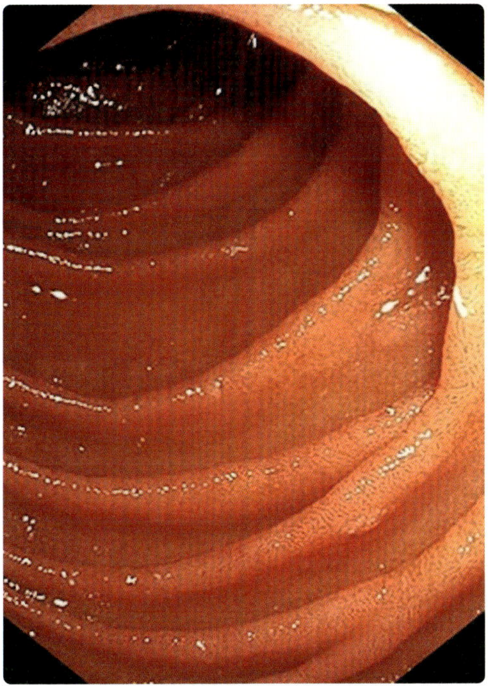

Endoskopischer Blick in einen gesunden Zwölffingerdarm

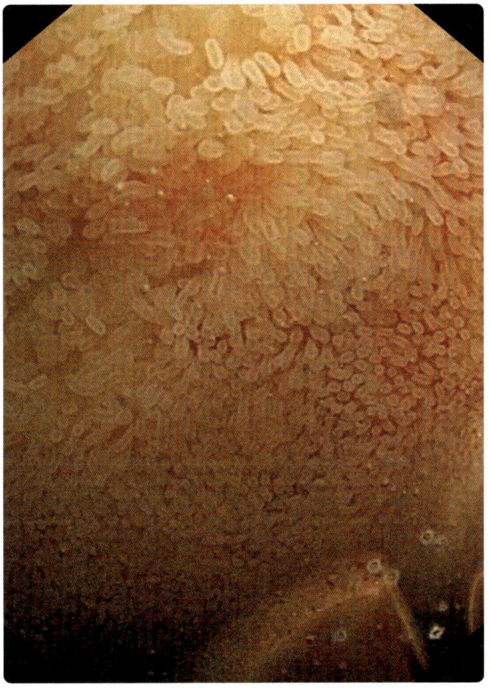

Vergrößerung mit Blick auf den Zottenbesatz des gesunden Dünndarms

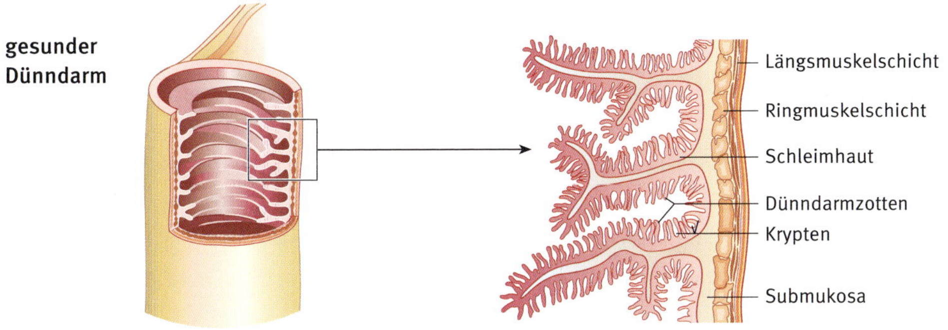

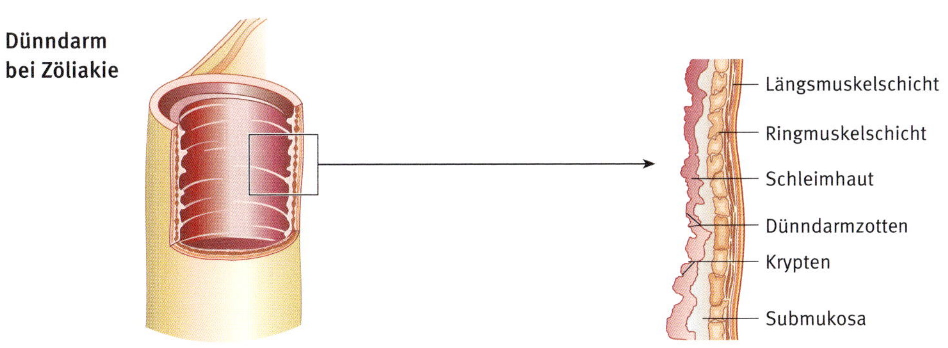

Hiller, Köstlich essen bei Zöliakie. Stuttgart: TRIAS; 2016

sich Blutgefäße, die einerseits den Darm mit Sauerstoff und Nährstoffen versorgen und andererseits die aus dem Darm aufgenommenen Nährstoffe zur Leber transportieren. In der Leber werden die Nährstoffe weiterverarbeitet und eventuell aufgenommene Giftstoffe, wie beispielsweise Alkohol, sofort abgebaut. Die Leber ist unser zentrales Entgiftungsorgan. Lymphgefäße im Mesenterium transportieren die aufgenommenen Fettpartikel ab.

Im Dünndarm erfolgt die Nährstoffaufnahme

Der Dünndarm ist der längere der beiden Abschnitte und ist in drei Teile unterteilt: das Duodenum (Zwölffingerdarm), das Jejunum (Leerdarm) und das Ileum (Krummdarm). Im Duodenum werden dem Nahrungsbrei aus dem Magen Verdauungsenzyme und Hilfsstoffe von Bauchspeicheldrüse, Leber und Gallenblase zugefügt. Bauchspeicheldrüsenenzyme neutralisieren den sauren Mageninhalt. Im Jejunum erfolgt die Spaltung von Kohlenhydraten, Eiweißen und Fetten in Zuckermoleküle, Aminosäuren und Fettsäuren. Diese können dann über die Dünndarmwand mit Hilfe von Transportproteinen aufgenommen werden und gelangen so über Blut und Lymphgefäße ins Körperinnere.

Zur besseren Nährstoffaufnahme verfügt der Dünndarm hierzu über fingerförmige Ausstülpungen (Darmzotten), an deren Oberfläche unzählige weitere Ausstülpungen (Mikrovilli) sitzen und den sogenannten »Bürstensaum« bilden. Durch Zotten, Mikrovilli und Vertiefungen (Krypten) erreicht der Dünndarm eine enorme Oberflächenvergrößerung und kann so die Nährstoffe optimal aufnehmen. Bei der Zöliakie gehen diese Zotten zugrunde. Wie dies geschieht, werden wir später noch verstehen.

Mit der Nahrung gelangt auch Flüssigkeit in den Dünndarm. Neben der täglichen Trinkmenge auch Flüssigkeit aus Speichel, Magensaft, Galle und Bauchspeicheldrüse. Dies sind täglich bis zu erstaunliche sieben Liter, welche später der Dickdarm verarbeiten muss.

Im Dickdarm wird Wasser entzogen

Der Dickdarm (Kolon) besteht aus dem aufsteigenden (Colon ascendens), dem quer verlaufenden (Colon transversum), dem absteigenden (Colon descendens) und dem S-förmigen Sigma, sowie dem Enddarm (Rektum). Über den Anus mit dem komplexen Schließmuskelapparat (Sphinkter ani) verlässt der Stuhl schließlich den Körper.

Der Dickdarm ist für die Regulation des Wasserhaushalts und damit für die Stuhlkonsistenz verantwortlich. Überreste, die vom Dünndarm nicht verdaut werden konnten, gelangen in den Dickdarm. Diesen wird Flüssigkeit entzogen und es bildet sich ein geformter Stuhl.

Kommen über den Dünndarm zu viel unverdaute und flüssigkeitshaltige Überreste oder liegt im Dickdarm eine Entzündung vor, ist dieses Gefüge gestört und Durchfall (Diarrhö) entsteht. Wie bereits zu Beginn des Kapitels erwähnt, nimmt die Bakteriendichte von Dünn- zu Dickdarm zu. Im Dickdarm werden die nicht verdauten pflanzlichen Kohlenhydrate vom Mikrobiom fermentiert. Hierbei entstehen u.a. Gase wie CO_2 und Methan. Bei Unverträglichkeiten, wie beispielsweise Laktoseintoleranz, Fruktosemalabsorption oder einer Veränderung des Mikrobioms, kann es zu einer überschießenden Gasbildung kommen. Blähungen (Meteorismus) entstehen.

Nur ein abgestimmtes Zusammenspiel aller »Teamplayer« des Magen-Darm-Systems gewährleisten eine gesunde Verdauung. Gestörte Motilität, Mangel an Verdauungssenzymen oder eine Störung des Mikrobioms führen dagegen zu Beschwerden, Krankheiten oder einem gestörten Allgemeinbefinden.

DAS WICHTIGSTE IN KÜRZE

Gesunde Ernährung und wichtige Nährstoffe im Überblick

Die Deutsche Gesellschaft für Ernährung (DGE) empfiehlt die Nahrung folgendermaßen zusammenzustellen:

- 55 % Kohlenhydrate
- 30 % Fett
- 15 % Eiweiß

Die Energiedichte eines Lebensmittels wird in Kilokalorien (kcal) angegeben. Fett hat mehr als doppelt so viele Kalorien wie Kohlenhydrate und Eiweiß. Ein durchschnittlicher Tagesenergiebedarf von 2000 kcal (Frauen ca. 1800 kcal, Männer ca. 2200 kcal) entspricht nach Empfehlungen der DGE 264 g Kohlenhydrate, 66 g Fett und 72 g Eiweiß.

Kohlenhydrate

Kohlenhydrate bestehen aus Zuckermolekülen und bilden die biochemische Grundlage des Stoffwechsels aller Lebewesen. In der Nahrung kommen sie sowohl als einfache (kurzkettige) oder als komplexe (langkettige) Kohlenhydrate vor. Einfache Kohlenhydrate finden sich beispielsweise als Fruktose in Obst und Gemüse. In komplexer Form sind Kohlenhydrate als Stärke in Brot, Kartoffeln, Nudeln oder Reis enthalten.

Eiweiße (Proteine)

Eiweiße liefern Aminosäuren und Stickstoff. Aus diesen Baustoffen sind Zellen und Gewebe, Muskelfasern, Organe und Blut, aber auch Enzyme und verschiedene Hormone wie Insulin aufgebaut. Einige Aminosäuren kann der Körper nicht selbst herstellen. Sie müssen daher, genau wie die beiden Omega-Fettsäuren, mit der Nahrung aufgenommen werden.

Fette

Fett wird zum einen gebraucht, damit der Körper die fettlöslichen Vitamine A, D, E und K aufnehmen kann. So wird die Versorgung mit diesen essenziellen Mikronährstoffen sichergestellt. Zum anderen sind die mehrfach ungesättigten Fettsäuren Omega-6 und Omega-3 lebensnotwendig. Der Körper kann sie nicht selbst herstellen. Sie müssen von außen über die Nahrung zugeführt werden.
Omega-6-Fettsäuren sind u. a. in Getreide, Haferflocken, Fleisch und Soja enthalten. Omega-3-Fettsäuren kommen vor allem in fettem Meeresfisch, Leinöl oder Chiasamen vor.
Besonders Omega-3-Fettsäuren werden wegen ihrer gesundheitlich positiven Eigenschaften

geschätzt, aber von den meisten Menschen viel zu selten aufgenommen. Sie erhöhen den Grundumsatz, senken den Blutdruck und wirken entzündungshemmend.

Vitamine

Vitamin C schützt die Zellen vor freien Radikalen, stellt ihre Versorgung mit Sauerstoff sicher und strafft das Bindegewebe. Ein Erwachsener benötigt täglich ca. 100 mg Vitamin C.
Vitamin B_1 unterstützt das Gehirn. Dieser Mikronährstoff findet sich zum Beispiel in Vollkornprodukten und Kartoffeln. Benötigt wird pro Tag mindestens 1 mg.
Vitamin B_2 stärkt das Abwehrsystem, wird für den Eiweißstoffwechsel in der Augenlinse gebraucht und fördert die allgemeine Leistungsfähigkeit. Gute Quellen sind: Milch bzw. Milchprodukte, Fleisch und Fisch.
Folsäure schützt vor Herz-Kreislauf-Erkrankungen und wird für Wachstumsprozesse, Zellteilung und Blutbildung benötigt. Folsäurequellen sind u. a. grünes Blattgemüse, Tomaten, Eigelb, Sojabohnen und Erbsen. Erwachsene sollten täglich 300 mg aufnehmen.
Für die Bildung der roten Blutkörperchen (Erythrozyten) ist Vitamin B_{12} wichtig. Deren Hauptaufgabe ist der Sauerstofftransport. Ein Mangel an Vitamin B_{12} kann zu Blutarmut führen. Typische Symptome sind Müdigkeit und blasse Haut sowie neurologische Beschwerden. Laut DGE sollten Jugendliche ab 15 Jahren und Erwachsene täglich mindestens 3 µg Vitamin B_{12} zu sich nehmen. Schwangere 3,5–5 µg.

Das fettlösliche Vitamin E schützt die Zellen vor freien Radikalen. Lieferanten sind u. a. Sonnenblumenöl und Nüsse. Durchschnittlich werden 12–15 mg empfohlen.

Mineralstoffe

Kalzium hält das Herz gesund und stärkt Knochen und Zähne. Hauptlieferanten sind Milchprodukte. Die DGE empfiehlt die tägliche Aufnahme von 900 mg.
Eisen ist wichtig für die Blutbildung. Empfohlen wird die Einnahme von 10–15 mg pro Tag. Schwangere Frauen sollten täglich bis zu 30 mg zu sich nehmen. Gut Eisenlieferanten sind Nüsse, Kürbiskerne (12,5 mg), Leinsamen (8 mg), Pistazien (7 mg) und Hülsenfrüchte.
Kalium ist wichtig für den Stoffwechsel, die Blutdruckregulation, die Herzfunktion und die Nervenleitung. Empfohlen sind täglich 2 g. Exzellente Kaliumlieferanten sind Bananen oder Trockenpflaumen.
Magnesium ist wichtig für Nervensystem und Stoffwechsel, 350 mg sollten täglich aufgenommen werden. Gute Quellen sind u. a. Vollkornprodukte, Blattsalat und Hülsenfrüchte.
Zink ist für Haut, Haare und Wundheilung wichtig. Es unterstützt das Wachstum und das Immunsystem. Es kommt in sämtlichen tierischen Produkten sowie Nüssen vor. Pro Tag werden 10 mg empfohlen.

Eine Orientierung zur gesunden Ernährung bieten die 10 Regeln der Deutschen Gesellschaft für Ernährung (DGE):

1.

Lebensmittelvielfalt genießen

Je abwechslungsreicher, desto besser und gesünder. Dabei mehr pflanzliche als tierische Nahrungsmittel essen.

2.

Gemüse und Obst: 5 am Tag

Zwei Portionen Obst und drei Portionen Gemüse versorgen den Körper mit wichtigen Vitaminen und weiteren wertvollen Mineralstoffen.

3.

Vollkorn

Getreideprodukte wie Nudeln und Brot aus vollem Korn enthalten viel mehr Nährstoffe als Produkte aus weißem Mehl – und machen zudem deutlich länger satt.

4.

Tierische Lebensmittel als Ergänzung

Milch und Milchprodukte können täglich verzehrt werden. Fisch gerne ein- bis zweimal wöchentlich und Fleisch nur 300–600 g pro Woche.

5.

Gesundheitsfördernde Fette verwenden

Pflanzliche Öle wie Rapsöl enthalten gesundheitsfördernde Fettsäuren und sollten gegenüber tierischen Fetten bevorzugt werden.

6.

Zucker und Salz einsparen

Zucker enthält viele Kalorien und erhöht das Kariesrisiko. Zu viel Salz kann den Blutdruck erhöhen. Nicht mehr als 6 g (1 Teelöffel) Salz am Tag.

7.

Wasser trinken

Mindestens 1,5 Liter Wasser oder andere kalorienfreie, ungesüßte Getränke am Tag. Kein Alkohol.

8.

Mahlzeiten schonend zubereiten

Kurz und mit wenig Wasser bzw. wenig Fett gegarte Lebensmittel enthalten mehr Nährstoffe. Der natürliche Geschmack bleibt erhalten. Starkes Anbraten kann gesundheitsschädlich sein.

9.

Achtsam essen und genießen

Langsames, bewusstes Essen fördert den Genuss und das Sättigungsempfinden.

10.

Auf das Gewicht achten und in Bewegung bleiben

Pro Tag werden 30–60 Minuten Bewegung für Erwachsene empfohlen.

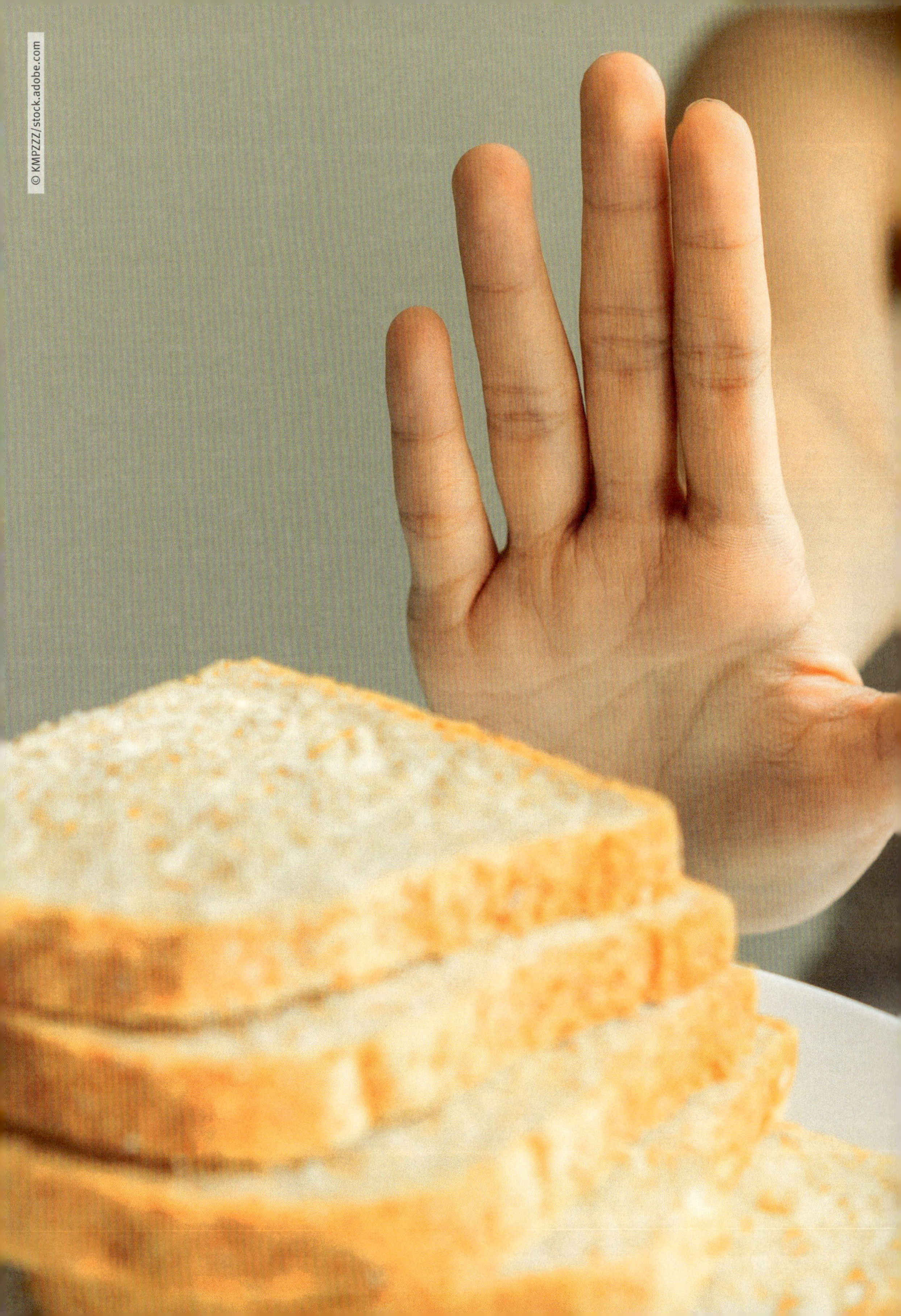

© KMPZZZ/stock.adobe.com

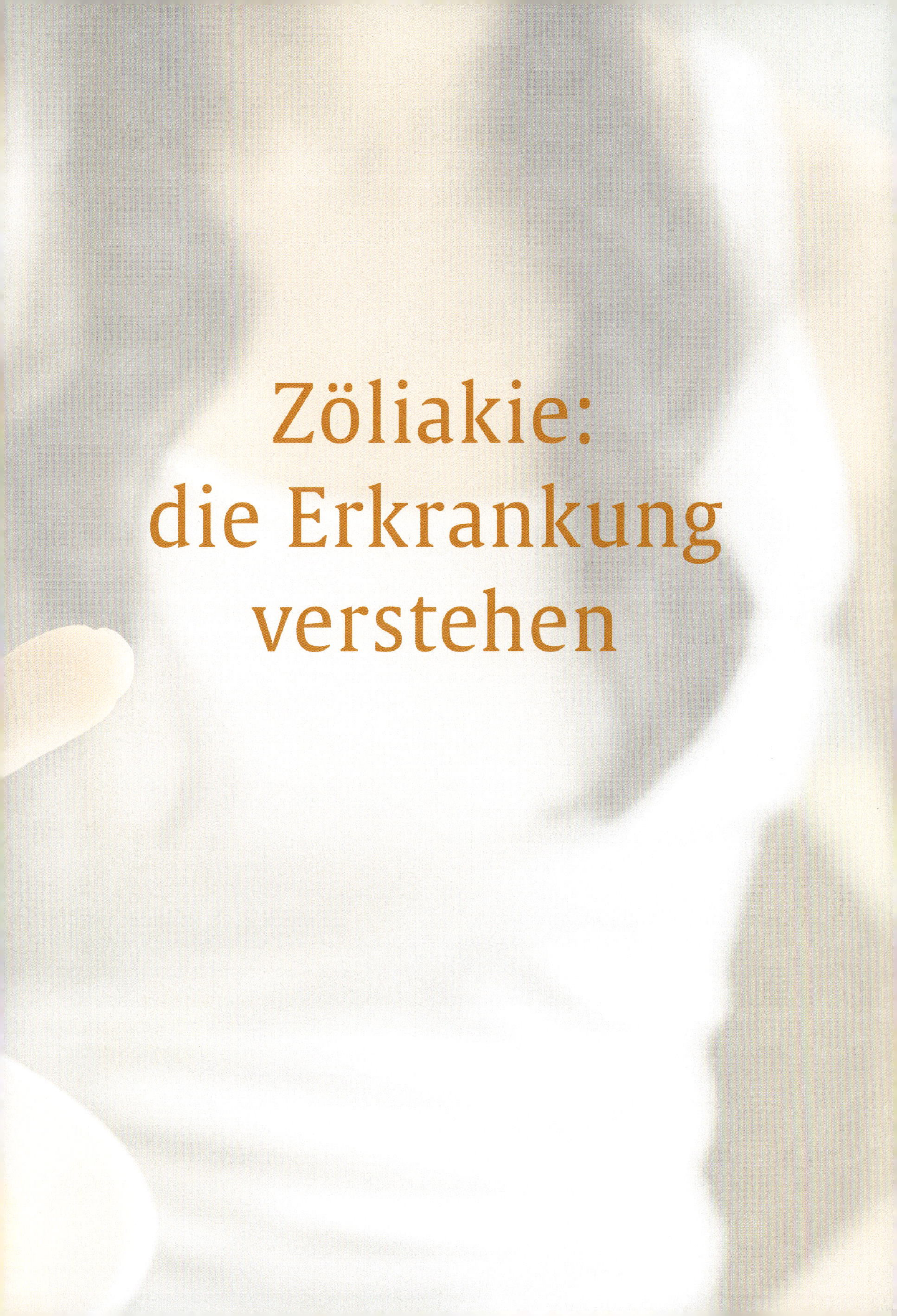

Zöliakie: die Erkrankung verstehen

WAS IST ZÖLIAKIE?

Zöliakie ist die häufigste Autoimmunerkrankung des Menschen mit einem sehr variablen Beschwerdebild. Fehlende oder unspezifische Beschwerden sind häufig.

Nach heutigem Verständnis ist die Zöliakie eine multifaktorielle Erkrankung. Entscheidende Faktoren sind die Glutenaufnahme, eine genetische Veranlagung und die Gewebstransglutaminase als körpereigenes Antigen (s. S. 38). Diskutiert werden zudem weitere Faktoren, die das Risiko für eine Zöliakie erhöhen: ein hoher Hygienestandard, weitere genetische Faktoren, Veränderungen der Darmflora und zu frühes Abstillen. Stress und übermäßiger Alkoholkonsum steigern die Aktivität der Gewebstransglutaminase.

Der Anteil an Zöliakie-Betroffenen bezogen auf die Gesamtbevölkerung Deutschlands liegt bei etwa 0,3–1 %. Für die Diagnose stehen sehr präzise Bluttests und eine Dünndarmbiopsie zur Verfügung. Dennoch ist nur ein geringer Teil Erkrankter erkannt, was daran liegt, dass Ärzt*innen immer noch zu selten an eine Zöliakie als Ursache der Beschwerden denken.

Die Zöliakie hat eine lange Geschichte

Der Begriff »Zöliakie« leitet sich vom altgriechischen Wort »koelia« (Bauch) bzw. von »koiliakos« (griechisch: an der Verdauung leidend) ab. Geprägt von dem griechischen Arzt Aretaios von Kappadokien aus dem 2. Jahrhundert nach Christus, der die Erkrankung wie folgt beschrieb: »Wenn der Bauch Nahrung nicht behält, das Essen unverdaut hindurchgeht und nichts davon in den Körper steigt, dann nennen wir diese Personen Bauchige.« Samuel Gee, ein englischer Arzt, lieferte 1888 die erste Beschreibung der »coeliac affection« und vermutete: »If the patient can be cured at all, it must be by means of diet.«[1] In den

WISSEN

Meilensteine bei der Entdeckung und Erforschung der Zöliakie

2. Jahrhundert n. Chr.: Aretaios von Kappadokien erwähnt die »bauchige Krankheit«.

1888: Samuel Gee berichtet von einer Verdauungsstörung (»coeliac affection«), die häufig Kleinkinder betrifft. Dies war die erste detaillierte Beschreibung der Zöliakie.

1908: Herter vermutet als Ursache eine Darminfektion.

1921, Howland: Propagierung einer kohlenhydratarmen Ernährung (Bananen-Diät).

1928: Fanconi erkennt den Einfluss der Ernährung.

1924–1932 Haas: Erfolgreiche Behandlung mit Früchten, Gemüse und Trockenmilch (Frucht-Obst-Diät).

1950: Wilhelm Karel Dicke führt die Symptome auf Weizengliadin zurück. Bereits 1941 publizierte er Beobachtungen, wonach sich die Beschwerden der Kinder in Kriegszeiten (nahmen kaum Getreideprodukte zu sich) verbesserte. Damals wurde Zöliakie noch als »Gee-Herter-Syndrom« bezeichnet.

1953: Van de Kamer/Dicke entdecken Gluten als verursachendes Agens.

1957: M. Shiner beschrieb als Erste die Abflachung der Zotten (Saugbiopsie mit der Watson-Kapsel).

1958: E. Berger führt die serologische Diagnostik durch Nachweis von Gliadinantikörpern ein.

1965: McDonald et al.: Beschreibung genetischer Assoziationen der Zöliakie.

1969: Festlegung der Kriterien zur Diagnose der Zöliakie von der Europäischen Gesellschaft für pädiatrische Gastroenterologie, Hepatologie und Ernährung (ESPGHAN, »Interlaken-Kriterien«).

1972: Falchuk entdeckte den Zusammenhang mit bestimmten HLA-Antigenen. Sollid wies nach, dass Zöliakie-Patient*innen zu über 90 % HLA-DQ2-positiv sind.

1983: Chorzelski et al. erkannten die Endomysium-Antikörper als spezifische serologische Marker.

1986: Howell et al. erkennen den Zusammenhang zwischen HLA-Haplotypen und Zöliakie.

1990: Überarbeitung der Interlaken-Kriterien, diese gelten bis heute als richtungsweisend.

1992, Marsh: Charakterisierung der Zöliakie-Stadien in Abhängigkeit der Schleimhautschädigung; Marsh-Klassifikation.

1997: Dietrich et al. erkannten die Gewebstransglutaminase als wichtiges Antigen.

1950er Jahren machte der niederländische Arzt Willem-Karel Dicke während des 2. Weltkriegs eine wichtige Beobachtung. Er erkannte den Zusammenhang der Beschwerdebesserung von Zöliakie-Betroffenen während der häufig weizenfreien Lebensmittelrationierung. In seiner Doktorarbeit kam Dicke zu dem Schluss, dass sich Zöliakie-Betroffene bei Verzicht auf Weizen, Gerste und Hafer besser fühlten und Beschwerden abnahmen.[2] Van de Kamer erkannte wenig später Gluten als auslösenden Faktor.[3] 1958 gelang der erste Antikörpernachweis gegen Gliadin.[4] Alle Meilensteine in der Geschichte der Zöliakie listet der folgende Kasten auf.

Wie häufig ist die Zöliakie?

Die Zöliakie (ungebräuchliche Synonyme: glutensensitive Enteropathie, einheimische Sprue) ist eine entzündliche, immunologisch vermittelte Erkrankung des Dünndarms. Bei genetisch prädisponierten Menschen führt Gluten, enthalten in verschiedenen Getreidesorten, zu einer Schädigung der Dünndarmschleimhaut mit Zottenverlust und vielen möglichen Folgeproblemen. Viele weitere Autoimmunerkrankungen sind mit der Zöliakie assoziiert. Besonders gefürchtet ist eine Tumorentstehung. Bei der Zöliakie findet sich in der Tat ein erhöhtes Risiko für das von Immunzellen ausgehende Lymphom. Im Jahr entwickeln etwa 7 von 10.000 ein solches Enteropathie-assoziiertes T-Zell-Lymphom (s. S. 54).

Galt die Zöliakie lange als eine Erkrankung, die bereits in der Kindheit auftritt, weiß man heute, dass sie in jedem Lebensalter zum Vorschein kommen kann. Die Zöliakie wird zunehmend im jungen, aber auch im höheren Erwachsenenalter erstmals festgestellt. Frauen sind mit 1,5:1 etwas häufiger als Männer betroffen.[5] Die Prävalenz – also der Anteil Erkrankter in Bezug auf die Gesamtbevölkerung – beträgt weltweit durchschnittlich 1–1,4 %. In Deutschland beträgt die Prävalenz etwa 1 %. Mit 0,4–0,6 % sind die Prävalenzwerte in Amerika, Afrika und Asien niedriger.[6] Insgesamt zeigt sich in den letzten Jahren jedoch eine steigende Prävalenz. Gründe dafür sind eine zunehmende Aufmerksamkeit in Bezug auf eine eventuell vorliegende Zöliakie, verbesserte Labortests, aber auch ein tatsächlich häufigeres Auftreten aufgrund veränderter Essgewohnheiten und lebensmitteltechnologisch hochverarbeiteter Nahrungsmittel.

NOCH EIN KURZER AUSBLICK AUF DIE GLUTENFREIE ERNÄHRUNG: Für Zöliakie-Betroffene ein lebenslanges »Muss«. Zunehmend ist eine glutenfreie Ernährung heutzutage eine Trenderscheinung auch bei Menschen ohne Zöliakie. Dies ist medizinisch betrachtet nicht sinnvoll, zumal eine glutenfreie Ernährung nicht zwingend gesund ist. Oftmals sind glutenfreie Lebensmittel vergleichsweise zuckerhaltig. Hinter vemeintlich glutenbedingten Beschwerden können sich andere entzündliche Erkrankungen und Allergien stehen (s. S. 95), die durch Weizenproteine oder Gluten getriggert werden. Eine weizen-/glutenhaltige Ernährung kann weitere Autoimmunerkrankungen verstärken, und Studien belegen, dass etwa ein Drittel aller Reizdarmpatient*innen auf eine glutenarme Ernährung ansprechen. Also wahrlich ein »Durcheinander« und es stellen sich folgende Fragen:

Warum reagieren Erkrankte auf den »Weizenkleber« Gluten? Was passiert genau im Dünndarm und wie kann man die Zöliakie von der Weizenallergie oder der Weizensensitivität abgrenzen? Antworten auf diese Fragen und einen roten Faden durch den »Weizendschungel« geben die nächsten Kapitel. Doch widmen wir uns zuerst der immunologischen Reaktion auf Gluten und dem Krankheitsbild der Zöliakie.

Warum macht Gluten krank?

Der menschliche Darm stellt mit seiner riesigen Kontaktfläche zwischen Umwelt und Körperinnerem auch unser größtes Immunorgan dar. Leicht nachvollziehbar, welche Umweltreize täglich mit dem Darmimmunsystem interagieren. Faszinierend jedoch, wie er meist zuverlässig zwischen »Gut« und »Böse« unterscheiden kann und alles in der Regel seinen geordneten (Stuhl-)Gang geht. Bezeichnet wird dies auch als orale Toleranz, also dem Phänomen, dass die Aufnahme von Antigenen keine abwehrende Immunreaktion auslöst. Üblicherweise ist eine solche Toleranz gegenüber Autoantigenen, Antigenen aus der Nahrung und der Darmflora, vorhanden. Diese Toleranzentwicklung – also wer ist Freund, wer Feind – findet in der frühen Kindheit statt. Ist diese gestört oder bleibt ganz aus, kann es im Laufe des Lebens zu überschießenden Immunreaktionen kommen (z.B. Nahrungsmittelallergien, chronisch-entzündliche Darmerkrankungen, Zöliakie). Ein hoher Hygienestandard, wie in westlichen Ländern üblich, scheint übrigens bei einer Störung der Toleranzentwicklung eine nicht geringe Rolle zu spielen.

Insofern ist das komplexe menschliche Darmimmunsystem, ein Zusammenspiel entzündlicher und toleranzerzeugender Zellen des angeborenen und erworbenen Immunsystems, leicht störanfällig. Um die Reaktion auf Gluten bei der Zöliakie zu verstehen, betrachten wir zunächst das Darmimmunsystem genauer.

Der Aufbau der Darmwand

Die Darmwand ist beim Dünndarm etwa 2–3 mm und beim Dickdarm etwa 3–5 mm dick. Die Immunzellen befinden sich direkt in der Schicht unterhalb der Schleimhaut – in der Lamina propria. Der Aufbau der Darmwand gliedert sich wie folgt.

MUKOSA:

- Epithelschicht zum Darminneren
- erste Bindegewebsschicht (Lamina propria, enthält Immunzellen)
- dünne Muskelschicht (kann Darmzotten bewegen)

SUBMUKOSA:

- zweite Bindegewebsschicht (enthält Blut- und Lymphgefäße)

MUSKULARIS:

- quer verlaufende Muskelschicht
- längs verlaufende Muskelschicht

Beide Muskelschichten sind für die Darmbewegungen (Peristaltik) zuständig.

- Epithelschicht zur Bauchhöhle (Serosa)

Die Darmwand ist so aufgebaut, dass die Immunzellen in der Lamina propria sowohl mit dem Darminhalt als auch mit den Blutgefäßen und dem Darmnervensystem in ständigem Austausch stehen. Die Muskularis wird von einem Nervengeflecht autonom gesteuert. Feine Nervenzellausläufer in den Bindegewebsschichten nehmen Dehnungsreize wahr und sind letztlich für die Bauchkrämpfe verantwortlich. Ferner reagieren die empfindlichen Nervenausläufer auf unterschiedliche Botenstoffe (z.B. bei Entzündungsprozessen).

Die Tight Junctions

Die Epithelzellen der Darmschleimhaut schließen dicht aneinander an und lassen nur sehr kleine Moleküle, wie zerlegte Nahrungsbestandteile, Wasser und Elektrolyte, über spezielle Transportmechanismen durch. Der feste Schulterschluss der Epithelzellen wird auch »Tight Junction« genannt. Wir schauen uns später genauer an, welche Rolle sie bei der Entstehung der Zöliakie spielen (s. S. 38). Auch bei Reizdarmpatient*innen halten diese Tight

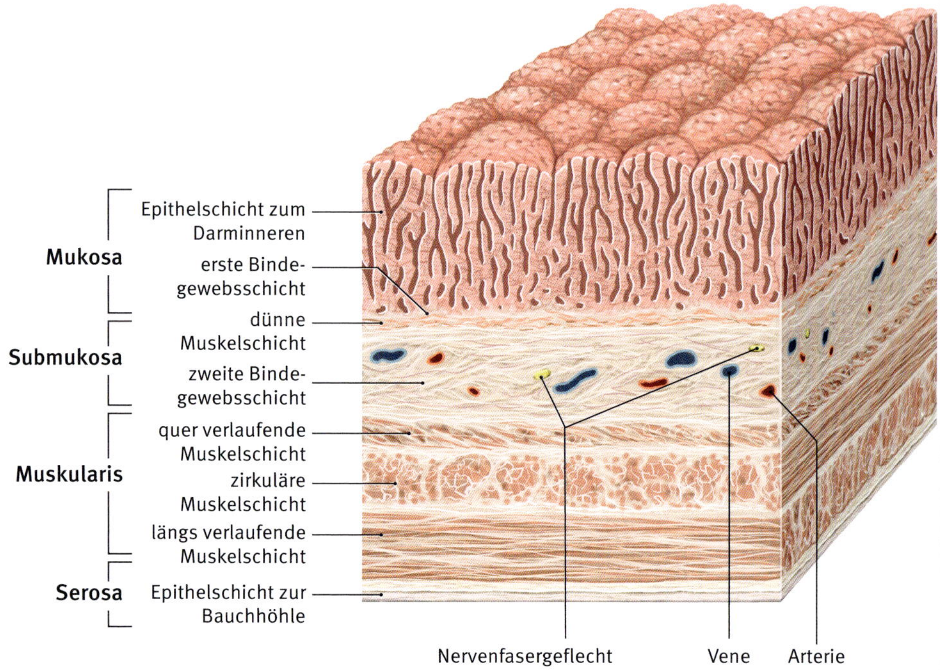

Schünke M, Schulte E, Schumacher U. PROMETHEUS LernAtlas, Grafiken: Voll M, und Wesker K; Thieme; 2018

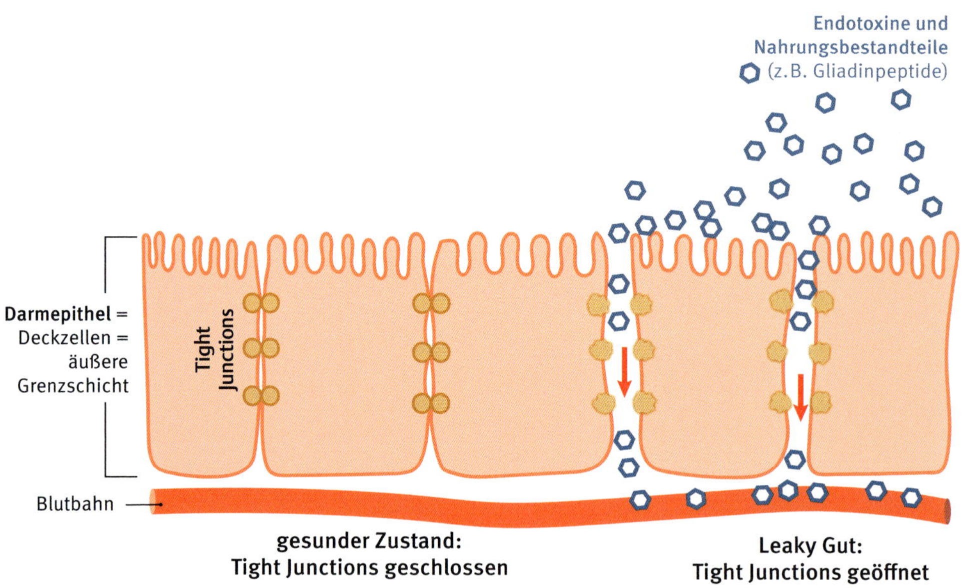

Renkawitz, Schutzschild Darm. Stuttgart: TRIAS; 2022

Junctions nicht so dicht, wie sie sollten. Nicht zuletzt wurde der Begriff des »durchlässigen Darms« (Leaky Gut) durch Verlust dieser engen Zell-Zell-Verbindung geprägt.

Besondere Darmschleimhautzellen in bestimmten Bereichen des Darms können aktiv auch größere Moleküle durchlassen und sie so gezielt den Zellen des Immunsystems präsentieren. Das Immunsystem lernt auf diesem Weg zwischen Gut und Böse zu unterscheiden und entwickelt gegen bestimmte Stoffe dadurch eine Toleranz. Kommt es zu einer Entzündung im Darm oder lockern sich die festen Tight Junctions, gelangen größere Fremdmoleküle auch passiv in die Darmwand und führen dort zu einer verstärkten Immunreaktion.

Bevor wir uns genauer anschauen, welche Immunreaktionen im Darm bei der Entstehung einer Zöliakie ablaufen, möchte ich zunächst unser menschliches Immunsystem beschreiben und zumindest grob erklären, wie es funktioniert und welche Mitspieler es gibt.

Wie funktioniert unser Immunsystem?

Unser Immunsystem ist ein komplexes Netzwerk von Zellen, Geweben und Organen. Es schützt unseren Körper vor Krankheitserregern, wehrt körperfremde Stoffe ab und überwacht auch körpereigene Vorgänge. Es gibt zwei grundlegende Arten von Immunantworten: die angeborene und die erworbene Immunantwort.

DIE ANGEBORENE IMMUNANTWORT ist die erste Verteidigungslinie des Körpers gegen Krankheitserreger. Zu den Komponenten der angeborenen Immunantwort gehören Hautbarriere, Schleimhäute, bestimmte Zellen wie Makrophagen und natürliche Killerzellen. Die angeborene Immunantwort ist von Geburt an vorhanden und reagiert schnell auf eine Vielzahl von Erregern. Antimikrobielle Peptide in den Schleimhäuten und im Speichel enthaltene Enzyme unterstützen dabei.

DIE ERWORBENE IMMUNANTWORT entwickelt sich im Laufe des Lebens und ist spezifischer als die angeborene Immunantwort. Auf den Erreger oder das Antigen maßgeschneidert, erlaubt sie eine gezielte Abwehr. Die erworbene Immunantwort wird durch die Interaktion von spezialisierten Zellen des Immunsystems, den sogenannten Lymphozyten, mit Krankheitserregern oder Antigenen ausgelöst. Das erworbene Immunsystem hat die Fähigkeit, sich an bestimmte Erreger oder Antigene zu erinnern und so eine schnellere und effektivere Reaktion bei erneutem Kontakt mit diesen Erregern zu ermöglichen. Dieser Prozess bildet die Grundlage für die Entwicklung von Immunität gegenüber bestimmten Krankheiten.

Die wichtigsten Zellen des Immunsystems

Das Immunsystem besteht aus verschiedenen Arten von Zellen, die zusammenarbeiten, um den Körper vor Infektionen und Krankheiten zu schützen. Hier sind einige der wichtigsten Zellen des Immunsystems.

▲ Oben: Wandschichten des Darms. Die meisten Immunzellen befinden sich in der Lamina propria (der ersten Bindegewebsschicht), direkt unter der Epithelschicht der Schleimhaut. Tiefer – in der Submukosa – befinden sich Lymph- und Blutgefäße.

◀ Unten: Wenn die Tight Junctions nicht dicht halten, entsteht ein Leaky Gut.

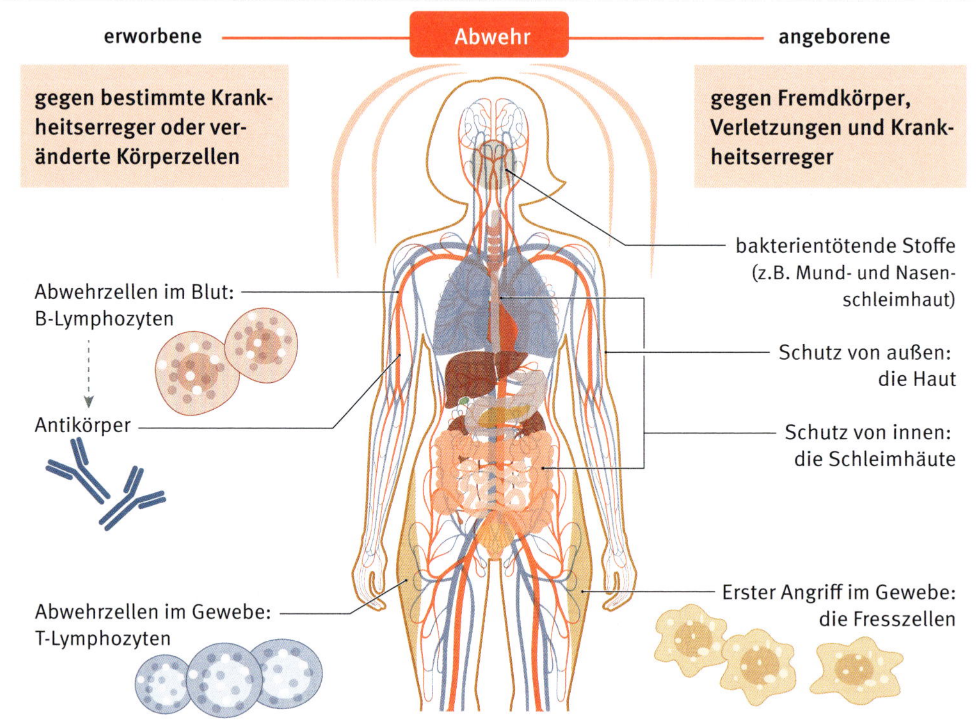

Person: © pikovit/stock.adobe.com – edited and composed by Thieme

▲ Die Mitspieler unseres angeborenen und unseres erworbenen Immunsystems

LEUKOZYTEN:

- **Neutrophile Granulozyten:** Diese Zellen sind die häufigsten weißen Blutkörperchen und spielen eine wichtige Rolle bei der Bekämpfung von bakteriellen Infektionen.
- **Lymphozyten:** Es gibt zwei Haupttypen von Lymphozyten: B-Lymphozyten und T-Lymphozyten. B-Lymphozyten produzieren Antikörper, die Krankheitserreger neutralisieren oder bei einer Autoimmunerkrankung wie der Zöliakie eine Rolle spielen. T-Lymphozyten organisieren die Abwehr. Über Botenstoffe kommunizieren sie u.a. mit B-Lymphozyten und Fresszellen.
- **Monozyten/Makrophagen:** Diese Zellen sind für die Phagozytose verantwortlich, bei der sie Krankheitserreger und abgestorbene Zellen verschlingen.

NATÜRLICHE KILLERZELLEN (NK-ZELLEN): Diese Zellen sind spezialisierte Lymphozyten, die kranke bzw. infizierte Zellen und Tumorzellen erkennen und zerstören können.

DENDRITISCHE ZELLEN: Hierbei handelt es sich um antigenpräsentierende Zellen. Sie erfassen Antigene von Krankheitserregern und präsentieren sie den T-Zellen, um eine adaptive Immunantwort auszulösen.

GRANULOZYTEN: Zu den Granulozyten gehören Neutrophile, Eosinophile und Basophile. Sie spielen eine Rolle bei der Bekämpfung von Infektionen und Entzündungsreaktionen.

Die T-Lymphozyten spielen bei der Zöliakie eine besondere Rolle

Noch ein etwas ausführlicherer Blick auf die T-Lymphozyten, denn diese sind bei der Zöliakie entscheidend beteiligt. T-Lymphozyten gehören

WISSEN

Durch das HLA-System kann körperfremd und körpereigen unterschieden werden

Die Bezeichnung »humane Leukozyten-Antigene« abgekürzt HLA, bezieht sich auf eine Gruppe von Proteinen, die auf der Oberfläche von menschlichen Zellen vorkommen, insbesondere auf weißen Blutkörperchen. Diese Proteine spielen eine entscheidende Rolle im Immunsystem und sind wichtig für die Erkennung von körperfremden Substanzen, wie z. B. Bakterien und Viren, sowie bei der Abwehr von Krankheiten.

Wichtige Aufgabe im Immunsystem

HLA sind wie Namensschilder auf der Oberfläche unserer Zellen. Sie helfen dem Immunsystem zu erkennen, ob eine Zelle zum eigenen Körper gehört oder von außen stammt. Das Immunsystem muss zwischen Freund (körpereigene Zellen) und Feind (fremde oder infizierte Zellen) unterscheiden können.

Variationen und Vererbung

Jeder Mensch hat ein einzigartiges Muster von HLA, das von seinen Eltern vererbt wird. Diese Variationen sind ein Grund, warum Organe von verschiedenen Menschen nicht immer miteinander kompatibel sind und bei Transplantationen sorgfältig abgeglichen werden müssen.

Organtransplantationen

Das HLA-System des Spenders sollte so gut wie möglich zu dem des Empfängers passen. Ein guter HLA-Match reduziert das Risiko einer Abstoßungsreaktion, bei der das Immunsystem das transplantierte Organ als fremd erkennt und bekämpft.

Rolle bei Autoimmunerkrankungen

Bei einigen Autoimmunerkrankungen, bei denen das Immunsystem körpereigene Zellen angreift, können Abweichungen in den HLA eine Rolle spielen. Die genetische Veranlagung, bestimmte HLA-Varianten zu haben, kann das Risiko für Autoimmunerkrankungen erhöhen.

HLA-DQ2 und HLA-DQ8 bei Zöliakie

HLA-DQ2 und HLA-DQ8 sind spezifische Varianten des HLA-Systems, die eng mit einer Zöliakie in Verbindung stehen:

- HLA-DQ2 ist ein bestimmtes HLA, das auf der Oberfläche bestimmter Zellen im Immunsystem vorkommt. Menschen, die HLA-DQ2 tragen, haben ein erhöhtes Risiko, an Zöliakie zu erkranken. Führen sie Gluten zu, kann dies das Immunsystem dazu veranlassen, den Dünndarm zu schädigen.
- HLA-DQ8 ist eine weitere spezifische HLA-Variante, die ebenfalls bei Zöliakie eine Rolle spielt, aber weniger häufig als HLA-DQ2 vorkommt. Ähnlich wie bei HLA-DQ2 kann das Vorhandensein von HLA-DQ8 und gleichzeitiger Glutenzufuhr dazu führen, dass das Immunsystem gegen den Dünndarm reagiert.

Beide Varianten, HLA-DQ2 und HLA-DQ8, sind also wichtige genetische Faktoren, die das Risiko für eine Zöliakie erhöhen. Wichtig ist, nicht jeder, der diese HLA-Varianten aufweist, erkrankt zwangsläufig an einer Zöliakie.

zur Gruppe der Lymphozyten und spielen eine wichtige Rolle im Immunsystem. Sie sind nach dem sogenannten Thymusorgan, in dem sie heranreifen, benannt. T-Lymphozyten sind ein wesentlicher Bestandteil der zellvermittelten Immunantwort, was bedeutet, dass sie in erster Linie auf die Bekämpfung von infizierten Körperzellen und anderen Bedrohungen auf zellulärer Ebene spezialisiert sind.

HERKUNFT UND REIFUNG: T-Lymphozyten werden im Knochenmark gebildet, ihre endgültige Reifung findet im Thymus (Drüse im Brustbereich) statt.

UNTERGRUPPEN VON T-LYMPHOZYTEN:

- Helfer-T-Lymphozyten ($CD4^{+}$-T-Lymphozyten): Diese T-Lymphozyten koordinieren die Immunantwort, indem sie anderen Immunzellen Anweisungen geben und die Produktion von Antikörpern fördern. Sie spielen eine Schlüsselrolle bei der Bekämpfung von Infektionen.
- Zytotoxische T-Lymphozyten ($CD8^{+}$-T-Lymphozyten): Diese T-Lymphozyten sind in der Lage, infizierte Körperzellen zu erkennen und direkt anzugreifen. Sie sind effektiv bei der Beseitigung von Viren und Tumorzellen.
- Regulatorische T-Lymphozyten (Tregs): Diese T-Lymphozyten kontrollieren und regulieren die Immunantwort, um eine übermäßige Reaktion und Autoimmunerkrankungen zu verhindern.

ANTIGENERKENNUNG: T-Lymphozyten erkennen spezifische Antigene auf der Oberfläche von (infizierten) Zellen.

IMMUNOLOGISCHES GEDÄCHTNIS: T-Lymphozyten sind in der Lage, ein immunologisches Gedächtnis zu entwickeln. Das bedeutet, dass sie sich an Antigene erinnern können, auf die sie zuvor gestoßen sind. Beim erneuten Kontakt mit dem gleichen Antigen können T-Lymphozyten eine schnellere und stärkere Immunreaktion auslösen.

ROLLE BEI IMPFUNGEN: Impfstoffe wirken, indem sie das Immunsystem auf spezifische Erreger oder Antigene vorbereiten. Die Aktivierung von T-Lymphozyten durch Impfungen ist entscheidend, um eine immunologische Erinnerung zu erzeugen und den Körper vor zukünftigen Infektionen zu schützen.

T-Lymphozyten sind also ein wesentlicher Bestandteil des Immunsystems und spielen eine Schlüsselrolle bei der Erkennung von Antigenen, der Bekämpfung von Infektionen, der Tumorabwehr und der Aufrechterhaltung eines gesunden Immunsystems. Sie arbeiten eng mit anderen Immunzellen zusammen, um den Körper vor Krankheitserregern zu schützen und die Gesundheit zu erhalten.

Wie entsteht eine Zöliakie?

Der Entstehungsmechanismus der Zöliakie ist ein äußerst komplexes Zusammenspiel verschiedener Immunreaktionen. Daran sind die humorale (Bildung von Antikörpern) und die zelluläre Immunantwort beteiligt. Diese Immunreaktionen treten auf, nachdem Eiweißbestandteile des Glutens (Gliadinreste) in die Dünndarmwand eindringen konnten.

Enzyme im Dünndarm bauen die Gliadinanteile des Glutens nur unzureichend ab, sodass Gliadinreste unverdaut im Dünndarm verbleiben. Bei gesunden Menschen sorgen die schon erwähnten Tight Junctions als wirksame

▶ Immunologische Abläufe bei der Zöliakie – von der Aufnahme von Gliadinresten in die Dünndarmwand bis hin zur Bildung von Zöliakie-Antikörpern.

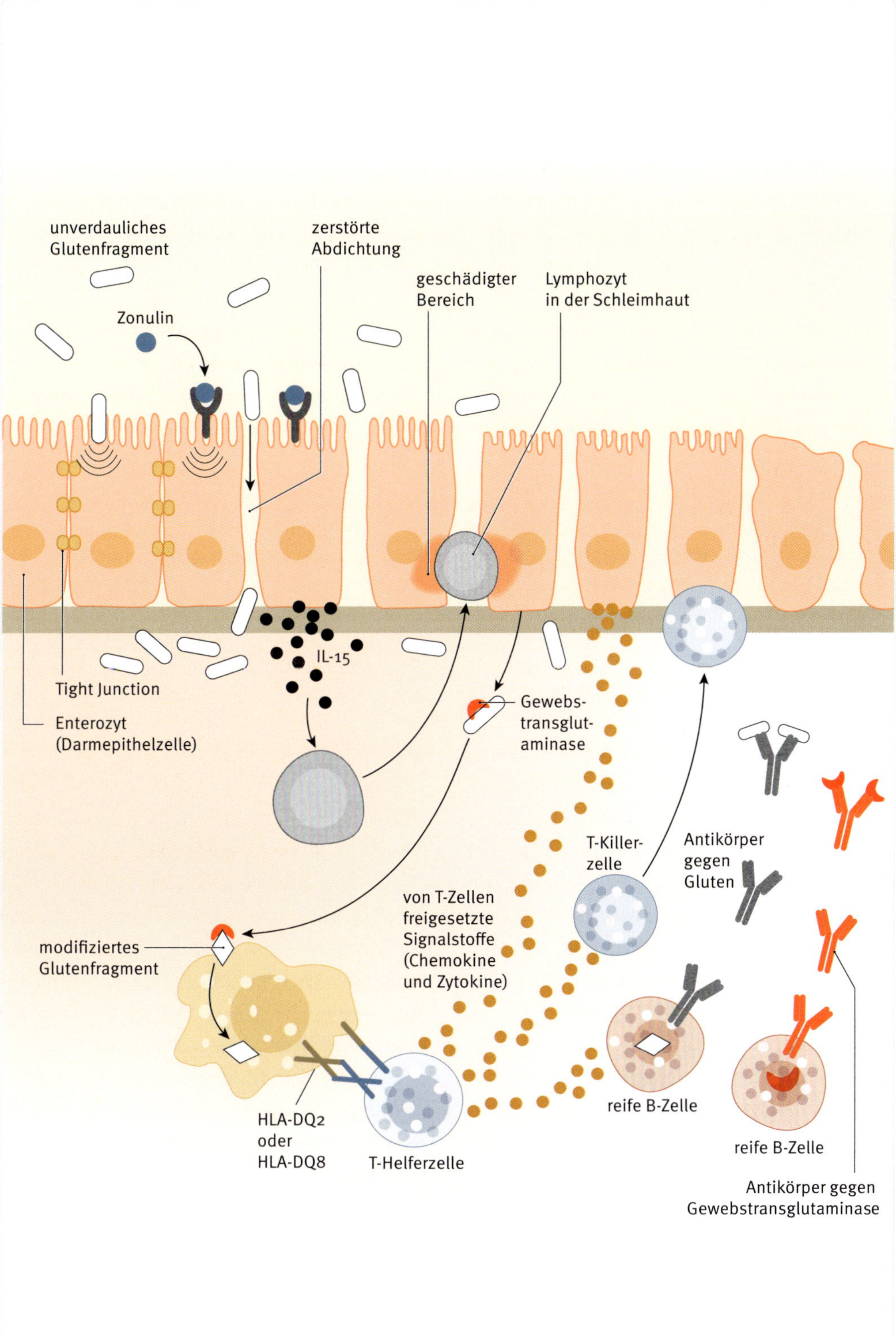
unverdauliches Glutenfragment
zerstörte Abdichtung
geschädigter Bereich
Lymphozyt in der Schleimhaut
Zonulin
IL-15
Tight Junction
Enterozyt (Darmepithelzelle)
Gewebs-transglut-aminase
T-Killer-zelle
Antikörper gegen Gluten
von T-Zellen freigesetzte Signalstoffe (Chemokine und Zytokine)
modifiziertes Glutenfragment
HLA-DQ2 oder HLA-DQ8
T-Helferzelle
reife B-Zelle
reife B-Zelle
Antikörper gegen Gewebstransglutaminase

Schutzbarriere dafür, dass die Gliadinreste im Dünndarmlumen verbleiben und nicht in die Dünndarmwand eindringen. Die Gewährleistung einer engen Zellverbindung der Schleimhautzellen ist somit eine Art »Firewall«, die das Gleichgewicht zwischen Toleranz (Verträglichkeit) und Immunreaktion (Unverträglichkeit) aufrechterhält.

Bei Zöliakie-Patient*innen wird vermehrt Zonulin freigesetzt

Zonulin ist ein Eiweißmolekül, das für die Regulation der Tight Junctions verantwortlich ist und an spezifische Rezeptoren auf den Darmepithelzellen bindet. Dies führt zu einer Lockerung der miteinander eng verbundenen Schleimhautzellen. Nun können die Gliadinreste in die Dünndarmwand (Lamina propria) gelangen und stimulieren dort die Freisetzung von Interleukin-15, einem Botenstoff, der die in der Schleimhauthaut gelegenen Lymphozyten aktiviert.

Diese Aktivierung der Lymphozyten führt zu einer Entzündungsreaktion, die letztlich die Darmzellen (Enterozyten) zerstört. Dies erhöht die Durchlässigkeit der Schleimhaut weiter und verstärkt die Einwanderung von Gliadinresten. Ein Teufelskreis setzt sich in Gang. Leider wird es noch komplizierter, denn der Vorgang des Gliadinreste-Einstroms in die Schleimhaut erklärt nur einen Teil der Immunreaktion auf Gluten.

Die Gewebstransglutaminase kommt ins Spiel

Das Enzym Gewebstransglutaminase 2 (TG2) wird bei einer Zellschädigung aktiviert und tritt aus geschädigten Zellen entzündeter Darmabschnitte aus. Durch Bindung an Gliadinreste aus der Nahrung erfolgt eine chemische Veränderung der Eiweißfaltung der Gliadinreste. Diesen Vorgang nennt man Deamidierung – letztlich der entscheidende Schritt hin zur Entzündung der Dünndarmschleimhaut bei der Zöliakie.

Diese deamidierten Gliadinreste passen perfekt an die Bindungsstellen von HLA-DQ2 oder HLA-DQ8 wie ein Schlüssel zum entsprechenden Schloss. Durch diese Bindung kommt es zu vermehrter Freisetzung entzündungsfördernder Botenstoffe. Nun wird auch deutlich, weshalb diese genetischen Merkmale eine so unglaublich wichtige Voraussetzung für die Entstehung einer Zöliakie sind.

Mit den T-Lymphozyten kommen Entzündungsbotenstoffe dazu

Durch die Bindung deamidierter Gliadinreste entsteht ein HLA-DQ-Eiweißkomplex, der bestimmten T-Lymphozyten ($CD4^+$-Helferzellen) präsentiert wird. Die Aktivierung der T-Helferzellen führt zur Freisetzung entzündungsverstärkender Botenstoffe, wie beispielsweise Interleukin, Interferon-γ, Tumornekrosefaktor-alpha. Des Weiteren aktivieren die T-Helferzellen spezielle T-Lymphozyten ($CD8^+$-Killerzellen = zytotoxische T-Zellen), die wiederum die Darmzellen direkt angreifen. Mit dem Zeitpunkt der Interferon-γ-Freisetzung wird ein neuer Teufelskreis angeschoben. Interferon-γ führt zu einer vermehrten Ausbildung von HLA-DQ2- und -DQ8-Molekülen auf den Oberflächen antigenpräsentierender Zellen.

Damit verstärkt sich die Gliadinpräsentation und die $CD4^+$-Zellaktivierung. Dieser Kreislauf führt über eine zunehmende Gewebeschädigung zur verstärkten Transglutaminasefreisetzung, sodass in der Folge auch immer weiter entzündungsfördernde Mediatoren ausgeschüttet werden. Die Zöliakie unterhält sich somit über zwei parallel laufende Teufelskreise wie von selbst weiter.

Die Gewebstransglutaminase 2 (TG2) ist außerdem für die Intaktheit des Darmepithels von Bedeutung, indem sie einen Wachstumsfaktor (TGF-β) aktiviert. Dieser Wachstumsfaktor kommt natürlicherweise unter anderem in Mut-

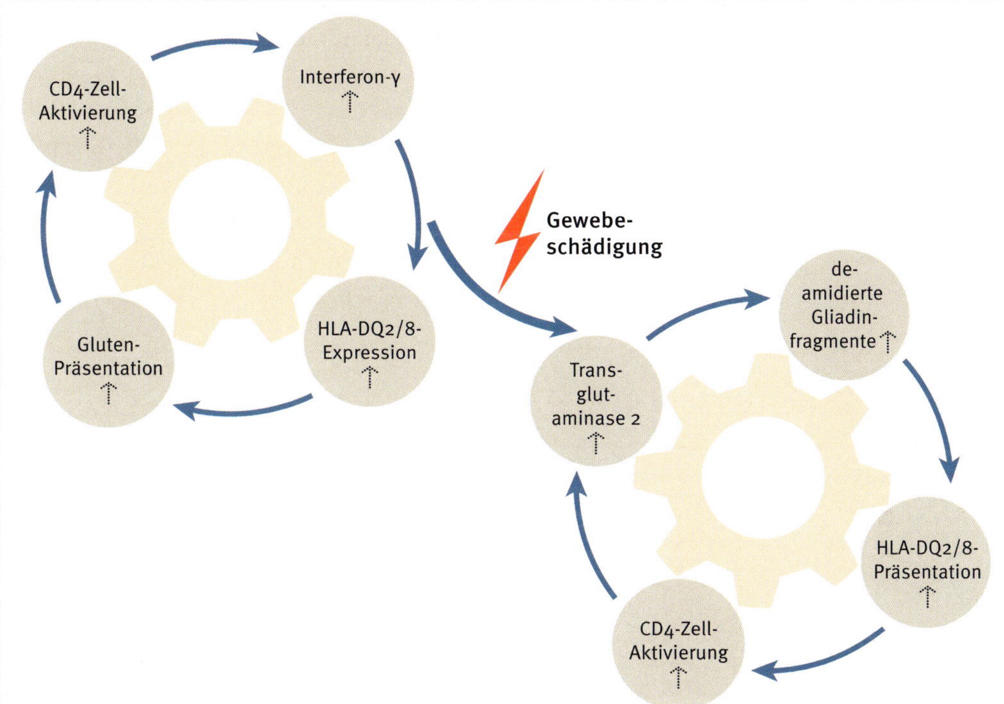

▲ Solange der Zöliakie-Betroffene weiter Gluten verzehrt, gelangen Gliadinreste in die Dünndarmwand und die beiden Teufelskreise drehen sich immer weiter.

termilch und Kuhmilch vor und spielt für das immunologische Gleichgewicht der Darmzellen eine wichtige Rolle. TGF-β unterstützt das Immunsystem und verhindert die Zerstörung der Darmschleimhautzellen. Wohingegen Antikörper gegen TG2 – gebildet von Plasmazellen nach Reifung durch Interleukine – die Unversehrtheit der Dünndarmschleimhaut verhindern.

So komplex die Zusammenhänge im Detail auch sind, lässt sich die Entstehung der Zöliakie einfach zusammenfassen: Zöliakie entsteht durch ein Zusammenspiel von äußeren Einflüssen (Gluten), einer genetischen Veranlagung (HLA-DQ2/-DQ8) und immunologischen Kettenreaktionen, vermittelt von T-Lymphozyten.

Symptome der Zöliakie

Kaum eine andere Erkrankung in der Medizin bietet ein derart breit gefächertes Beschwerdespektrum, weshalb häufig Jahre bis zur Diagnosestellung vergehen und die Zöliakie als Chamäleon der Gastroenterologie bezeichnet wird. Selbst beschwerdefreie Krankheitsverläufe sind möglich. Anschaulich spricht man auch vom Eisbergphänomen, welches das Dilemma widerspiegelt, dass viele Betroffene unter der »Wasseroberfläche« unerkannt bleiben.

Die Formen der Zöliakie mit den entsprechend »typischen« Beschwerden werden später (s. S. 53) ausführlich besprochen. Nach dem Eisberg-Modell (s. S. 52) haben nur 2 % aller Zöliakie-Betroffenen ein klassisches Krankheitsbild. Mit ein Grund, weshalb auch heutzutage im Durchschnitt 4 Jahre bis zur Diagnosestellung vergehen. Die Symptome sind nicht nur nach Art und Ausprägung außerordentlich wechselhaft,

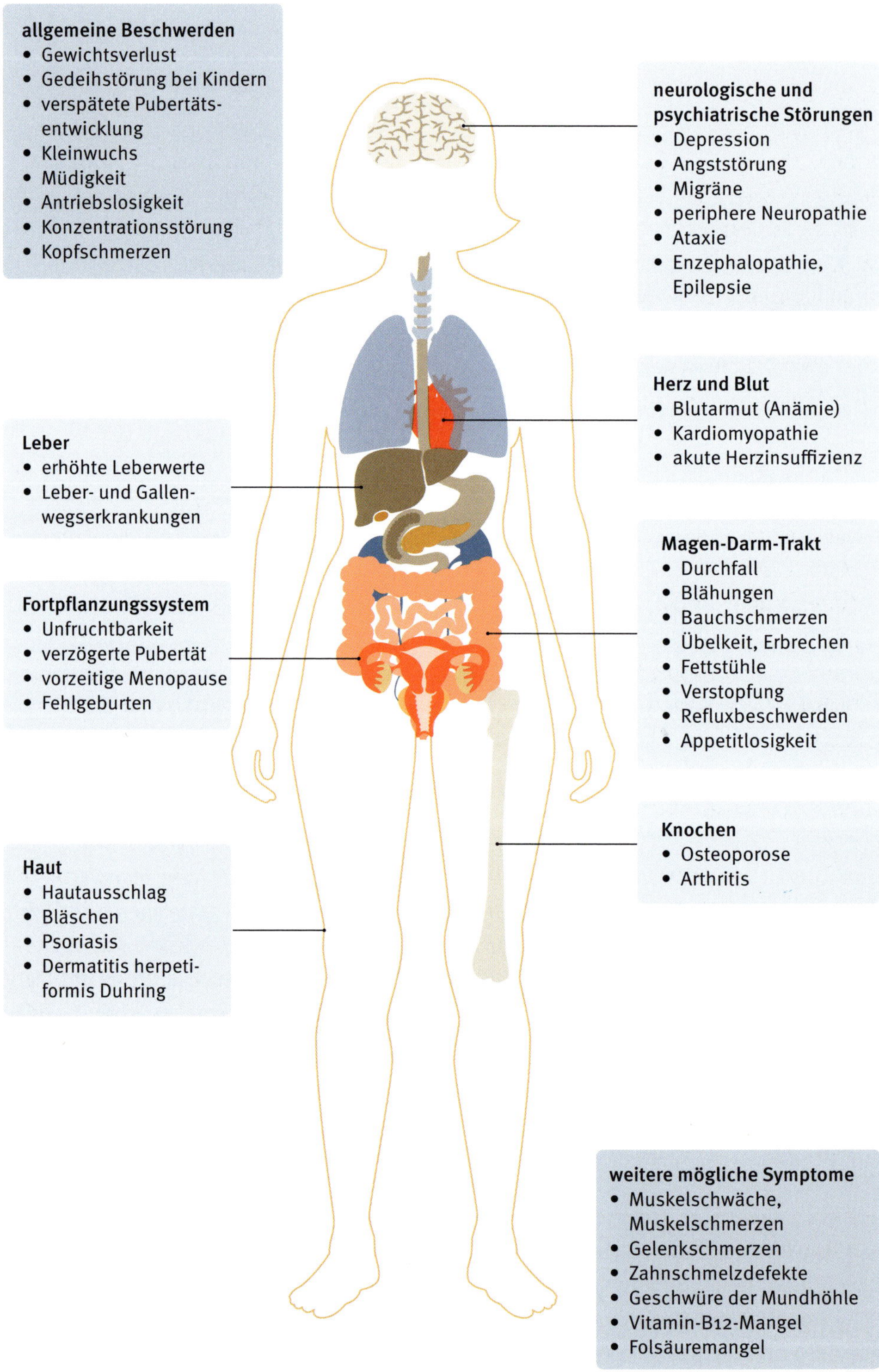

Person: © pikovit/stock.adobe.com – edited and composed by Thieme

sondern unterscheiden sich auch abhängig vom Lebensalter bei Diagnose.

Zählt die Zöliakie zwar zu den Nahrungsmittelunverträglichkeiten, stehen mitnichten nur Magen-Darm-Beschwerden im Vordergrund. Betroffene können zu Beginn ausschließlich Gelenkbeschwerden oder lediglich Hautprobleme haben, bis es, auch unter Umständen erst Jahre später, zu Magen-Darm-Beschwerden kommt. Mitunter zeigen sich zunächst andere Organauffälligkeiten oder mit der Zöliakie assoziierte Erkrankungen. Häufig werden gleichzeitig Schilddrüsenfunktionsstörungen beobachtet.

HÄUFIG MIT EINER ZÖLIAKIE ASSOZIIERTE ERKRANKUNGEN:

- Autoimmunthyreoiditis Hashimoto
- Morbus Basedow
- Autoimmunhepatitis
- primär sklerosierende Cholangitis
- primär biliäre Cholangitis
- Diabetes mellitus Typ 1
- Kollagenosen (systemischer Lupus erythematodes, Sjögren-Syndrom)
- Dermatitis herpetiformis Duhring
- Psoriasis
- chronisch entzündliche Darmerkrankung, mikroskopische Kolitis
- Down-Syndrom
- Ulrich-Turner-Syndrom
- Williams-Beuren-Syndrom
- Migräne
- Angststörung
- Depression
- Epilepsie

Im Kapitel Zöliakie-assoziierte Erkrankungen (s. S. 60) werden die häufigsten Erkrankungen besprochen.

◀ Eine Zöliakie kann zu den unterschiedlichsten Beschwerden und Störungen führen.

Bei Kindern mit Zöliakie ist die Gedeihstörung das Leitsymptom

Fällt den Eltern zunächst eine mangelnde Gewichtszunahme trotz ausreichender Nahrungsaufnahme auf, verzögert sich im Verlauf auch das Längenwachstum. Eine gute Orientierung, ob die körperliche Entwicklung des Kindes im Rahmen ist, bieten sogenannten Perzentilen- oder Wachstumskurven.

Je jünger das Kind, desto typischer ist das Beschwerdebild mit entsprechenden Magen-Darm-Symptomen. Appetitlosigkeit, Blähungen, Durchfall und Bauchschmerzen hingegen treten nur bei etwa jedem zweiten Kind auf. Bei Kleinkindern mit Zöliakie fällt neben einer erhöhten Infektanfälligkeit nicht selten eine schwach entwickelte Muskulatur auf. Obstipation (Verstopfung) oder ein wechselhaftes Stuhlverhalten können ebenfalls bei Zöliakie-Patient*innen vorkommen. Nicht selten stellt der Zahnarzt bei Kindern aufgrund von Zahnschmelzdefekten die Verdachtsdiagnose.

Bei einem Säugling sollte nach Zufüttern glutenhaltiger Nahrung an eine Zöliakie gedacht werden, wenn er auffällig häufig schreit, viele voluminöse Stühle hat oder im zweiten Lebenshalbjahr Blähungen bzw. ein aufgetriebener Bauch auffallen. Ein weiteres Zeichen bei Säuglingen ist das sogenannte Tabaksbeutelgesäß. Durch Schwund des Unterhautfettgewebes in der Gesäßregion kommt es zu längs verlaufenden und herabhängenden Hautfalten.

Erwachsene mit Zöliakie haben selten die typischen Magen-Darm-Beschwerden

Durch den Zottenverlust im Dünndarm kommt es durch die Malabsorption zu einer mangelnden Aufnahme von Nährstoffen und Vitaminen, sodass Erwachsene häufig an deren Mangelerscheinungen leiden (z.B. Blutarmut durch Eisenmangel). Die Folgen sind hier häufig

Müdigkeit, Kopfschmerzen, Konzentrationsschwäche, Antriebslosigkeit und Appetitmangel. Ein Vitamin-D- bzw. Kalziummangel kann zur Osteoporose führen. Sehr selten kommt es durch vermehrten Eiweißverlust über den Darm zu Wasseransammlungen vor allem an den Beinen (Eiweißmangelödeme).

So vielfältig die Symptome bei einer Zöliakie sind, so selten wird immer noch an diese Diagnose gedacht. So einfach ist mein folgender Rat: Lassen sich die Beschwerden nicht anderweitig erklären, denken Sie an die Zöliakie! Selbst übergewichtige Menschen mit der Verdachtsdiagnose »Reizdarm« können an einer Zöliakie leiden.

Gut vorbereitet zum Arzt

Zuerst einmal gilt es, einen guten Gastroenterologen zu finden. Gute Fachärzt*innen nehmen Ihre Beschwerden ernst und nehmen sich

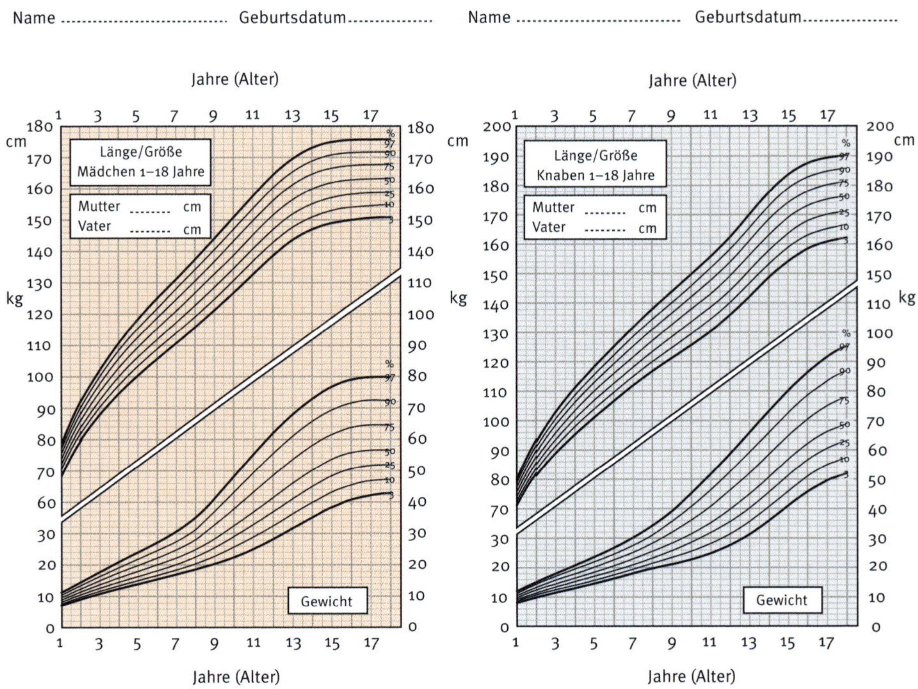

Schwegler J, Lucius R. Perzentilenkurven. In: Schwegler J, Lucius R, Hrsg. Der Mensch – Anatomie und Physiologie. 7.,überarbeitete Auflage. Stuttgart: Thieme; 2021, nach Braegger C, Jenni OG, Konrad D, Molinari L et al. Neue Wachstumskurven für die Schweiz. Paediatrica 2011; 22(1): 9–11

▲ Wachstumskurven bei Kindern

Zeit für das Gespräch. Einen schlechten Gastroenterologen erkennen Sie daran, dass er nach wenigen Sätzen anhand Ihrer Beschwerden einen Reizdarm diagnostiziert.

Für ein gutes ärztliches Gespräch ist es sinnvoll, dass Sie Ihre Symptome und den zeitlichen Verlauf strukturiert schriftlich festhalten. Bestenfalls nehmen Sie auch ein Ernährungstagebuch mit. Hier dokumentieren Sie im Vorfeld Ihre Mahlzeiten und Getränke sowie Ihre Beschwerden. Dies zusammen hilft oft schon, eine Regelmäßigkeit und eventuell auch einen Auslöser zu vermuten. Gemeinsam planen Sie dann die weitere Abklärung. Sind die Beschwerden eher unspezifisch, wie Blähungen, wenige ungeformte Stühle oder Bauchkrämpfe, fängt man je nach Lebensalter mit einem Wasserstoff-Atemtest mit Laktose und Fruktose an, um auf eine eventuell vorhandene Laktoseintoleranz (s.S. 101) oder Fruktosemalabsorption (s.S. 103) zu testen. Wird eine Zöliakie in Betracht gezogen, sind eine Blutentnahme und vielleicht auch eine Magenspiegelung nötig. Dazu gleich mehr im folgenden Abschnitt.

Wurde eine Zöliakie festgestellt, ergeben sich für Sie viele Fragen. Ein gewissenhafter Facharzt bzw. eine gewissenhafte Fachärztin bestellt Sie nochmals zu einer Besprechung ein und gibt Ihnen erste Tipps, was es zu beachten gilt. Antworten auf viele Fragen finden Sie in diesem Buch. Gezielte Nachfragen hinsichtlich Testung von Familienangehörigen und notwendige Kontrollen lohnen sich. Im Kapitel Fragen und Antworten aus der Praxis (s.S. 108) finden Sie viele weitere wichtige Informationen.

Wie wird eine Zöliakie diagnostiziert?

Voraussetzung für eine zuverlässige Zöliakie-Diagnose bzw. deren zuverlässigen Ausschluss ist eine ausreichende Glutenzufuhr – je nach Alter 6–18 g/Tag.

KEINE GLUTENFREIE DIÄT VOR DER DIAGNOSE! Heutzutage ist es geradezu ein Hype, bei unklaren Bauchbeschwerden eine glutenarme bzw. eine glutenfreie Ernährung zu beginnen. Eine korrekte diagnostische Abklärung hinsichtlich des Vorliegens einer Zöliakie ist jedoch nur unter einer normalen glutenhaltigen Ernährung möglich. Betroffene, deren Beschwerden (Reizdarm, Hautprobleme) unter einer Glutenrestriktion besser wurden, sind in der Folge kaum bereit, sich den Beschwerden unter einer Glutenbelastung erneut auszusetzen. Deshalb ist es außerordentlich wichtig, dass eine entsprechende Abklärung (Blutabnahme, gegebenenfalls Endoskopie) vor Beginn einer glutenfreien Diät erfolgt.

ANTIKÖRPERTEST: Als erster diagnostischer Schritt bei entsprechenden Beschwerden und Verdacht auf das Vorliegen einer Zöliakie werden im Blut spezielle Antikörper bestimmt. Diese, sowie weitere wichtige Laborwerte, werden im nächsten Kapitel detailliert beschrieben. Der spezifischste Antikörper ist jener gegen die Gewebstransglutaminase (tTG-IgA-Antikörper).

MAGENSPIEGELUNG MIT PROBENENTNAHME AUS DEM DUODENUM: Insbesondere bei Betroffenen über 18 Jahren genügt es nicht, nur die Laborwerte zu betrachten. Über eine Magenspiegelung (Gastroskopie) mit Probenentnahmen aus dem Zwölffingerdarm (Duodenum) lässt sich eine Aussage zum Schleimhautschaden treffen. Hierbei wird ein dünner, flexibler Schlauch über den Mund bis in den Zwölffingerdarm eingeführt. Die Untersuchung kann völlig schmerzfrei in einer Kurznarkose oder Sedierung durchgeführt werden. Aber auch eine lokale Rachenanästhesie ist möglich, denn die Untersuchung selbst und die Probenentnahmen sind völlig schmerzfrei. Bei der Magenspiegelung kann der erfahrene Gastroenterologe dann bereits eine fortgeschrittene Zöliakie am typischen »Muschelkammphänomen« erkennen.

KAPSELENDOSKOPIE UND ENTEROSKOPIE: Der Vollständigkeit halber sollen zwei weitere endoskopische Verfahren erwähnt werden. Die Kapselendoskopie und die Enteroskopie. Nach Abführmaßnahmen zur Reinigung des Dünndarms schluckt der Patient bei der Kapselendoskopie eine kleine Kamerakapsel, welche drahtlos mit einem umgehängten Rekorder verbunden ist. Dabei wird von der Speiseröhre bis zum Dickdarm alles betrachtet. Routine ist das Verfahren nicht. Die Krankenkassen bezahlen diese Untersuchung nur bei bestimmten Situationen.

Bei der Enteroskopie wird mit speziellen Endoskopen der Dünndarm, ausgehend von Mund

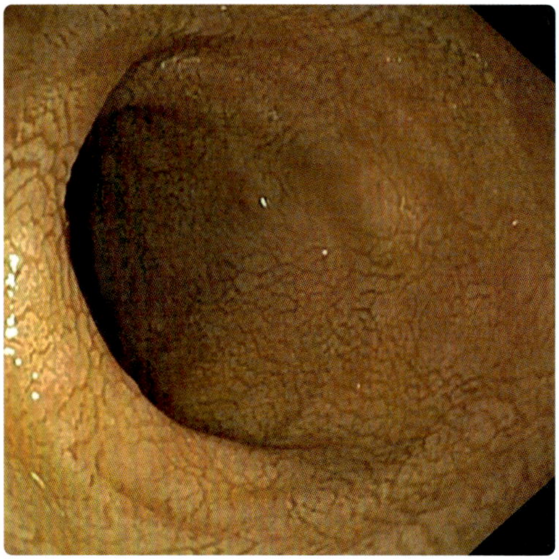

Blick in das absteigende Duodenum mit völligem Zottenverlust (Muschelkammphänomen/Corrazza-Zeichen)

oder After, nahezu komplett untersucht. Vorteil der Kapselendoskopie ist, dass es ein nichtinvasives, schmerzfreies Verfahren ist. Eine Probenentnahme kann dabei jedoch nicht erfolgen, was die Anwendung bei vermuteter Zöliakie erheblich einschränkt. Die Enteroskopie ist ein technisch eher aufwendiges Verfahren und wie die Kapselendoskopie Spezialsituationen vorbehalten. Weiterentwicklungen wie die Spiralendoskopie haben die Enteroskopie erheblich vereinfacht.

Beurteilung der Dünndarmschleimhaut: Marsh-Stadien

Nach erfolgten Biopsien in verschiedenen Bereichen des Dünndarms können mikroskopisch die Veränderungen unterschiedlichen Schweregraden zugeordnet werden. Die Einteilung erfolgt gemäß der immer noch gültigen Marsh-Klassifikation (s. S. 47). Dabei wird anhand der Anzahl der in die Darmwand eingewanderten Lymphozyten, der Zottenlänge im Verhältnis zu der Krypte und dem Vorhandensein des Bürstensaums klassifiziert. Bei entsprechender mikroskopischer Vergrößerung wird der Aufbau der Dünndarmschleimhaut hinsichtlich Zottenatrophie und Kryptenhyperplasie untersucht. Bei stärkerer Vergrößerung wird nach Entzündungszellen geschaut. Diese liegen innerhalb der Deckschicht (Epithel) und werden als intraepitheliale Lymphozyten bezeichnet. Der Grenzwert für die Diagnose einer Zöliakie beträgt ≥ 25 intraepitheliale Lymphozyten/100 Dünndarmzellen (Enterozyten). Bei grenzwertigem Befund wird eine weiterführende Untersuchung (Immunhistochemie) zur besseren Quantifizierung durchgeführt.

MARSH-STADIUM 1: Vermehrung von Entzündungszellen (Lymphozyten) in der Dünndarmschleimhaut. Der Nachweis intraepithelialer Lymphoyzten beweist noch keine Zöliakie und kann auch andere Ursachen (z. B. Nahrungsmittelallergie, Infektionen) haben.

MARSH-STADIUM 2: Verstärkte Entzündung führt zur Abstoßung von Zellen an der Zottenspitze. Aus den Schleimhauttaschen (Krypten) werden neue Zellen nachgebildet. Dies führt zur Vertiefung der Krypten und wird Kryptenhyperplasie genannt.

MARSH-STADIUM 3: Aufgrund der starken Entzündung erreichen neue Zellen aus den Krypten nicht die Zottenspitze. Es kommt entweder zu einer geringen Zottenverkürzung oder plumpen Zotten (Marsh 3a), zu stummelförmigen Zotten (Marsh 3b) oder zu einem kompletten Zottenverlust (Zottenatrophie, Marsh 3c).

Liegt neben einem Marsh-Stadium 2 oder 3 ein positiver Antikörpernachweis im Blut vor, kann die Diagnose einer Zöliakie gestellt werden.

Wurde bereits eine glutenfreie Ernährung vor einer Blutuntersuchung oder einer Endoskopie begonnen, kann über einen Gentest (s. S. 45) eine Zöliakie ausgeschlossen werden. Die Kosten für den Gentest werden von den Krankenkassen üblicherweise nicht übernommen.

Die Labordiagnostik der Zöliakie

Ein einzelner Laborwert genügt in aller Regel nicht für die Diagnose einer Zöliakie, auch wenn die aktualisierte Leitlinie für die Zöliakie die Bedeutung der Blutuntersuchung gestärkt hat. Eine Blutuntersuchung ist dennoch nur ein Baustein im Gesamtbild der Zöliakie-Abklärung. Eine Ausnahme gibt es bei Kindern und Jugendlichen unter 18 Jahren. Hier genügt neben typischen Beschwerden ein ausreichend erhöhter, spezifischer Antikörper, um die Diagnose einer Zöliakie zu stellen. Ist bei dieser Patientengruppe der Gewebstransglutaminase-IgA-Antikörper ≥ 10-fach gegenüber dem Normwert erhöht, genügt dies zur Feststellung einer Zöliakie. Als Bestätigung wird dann die Bestimmung eines zweiten spezifischen Antikörpers, des Endomysium-IgA-Antikörpers, empfohlen.

Die Kosten für die notwendigen Blutuntersuchungen werden, wenn es um die Abklärung von Beschwerden geht, von den Krankenkassen übernommen. Die genetische Untersuchung in aller Regel nicht.

Genetische Untersuchung

Zöliakie-Betroffene weisen obligat die HLA-Merkmale HLA-DQ2 (bei ca. 95 %) und/oder HLA-DQ8 (bei ca. 5 %) auf. Nur HLA-DQ2 und HLA-DQ8 sind in der Lage, Abbauprodukte von Gluten (Gliadinpeptide) dem Immunsystem praktisch auf dem Servierteller zu präsentieren, damit dieses die bereits besprochenen immunologischen Reaktionen in Gang setzen kann. Erstgradig Verwandte oder eineiige Zwillinge von Menschen mit Zöliakie besitzen diese genetische Voraussetzung ebenfalls sehr häufig, wie übrigens etwa 25 % der Normalbevölkerung ohne Zöliakie. Von diesen 25 % entwickeln übrigens im Laufe ihres Lebens nur 2 % eine Zöliakie-Erkrankung. Damit ist die genetische Untersuchung, welche einfach über eine Blutabnahme erfolgen kann, als Screening-Untersuchung ungeeignet und zurecht keine Kassenleistung. Sinnvoll anwendbar ist der Gentest nur, will man eine Zöliakie mit letzter Sicherheit ausschließen oder wurde vor medizinischer Diagnostik eine glutenfreie Ernährung bereits begonnen und eine sinnvolle Antikörpermessung bzw. Dünndarmbiopsie waren nicht mehr möglich.

Zöliakie-spezifische Blutuntersuchung

Wird eine Zöliakie aufgrund entsprechender Beschwerden vermutet, ist der erste Schritt immer die Bestimmung eines Zöliakie-Antikörpers im Blut. Von jedem Antikörper gibt es zwei Antikörperklassen, nämlich Immunglobulin-A (IgA) und Immunglobulin-G (IgG). Für die Zöliakie-Diagnostik am bedeutsamsten sind IgA-Antikörper. Aber Vorsicht bei der Befundinterpretation. Es gibt Menschen mit einem selektiven IgA-Mangel (Exkurs Selektiver IgA-Mangel) im Blut. Dann besteht die Gefahr IgA-Antikörper falsch niedrig und damit unauffällig zu bestimmen. Die Antikörperauswahl ist groß und selbst unter vielen Ärzten besteht auch heute noch Unklarheit, welcher der diagnostisch beste bzw. spezifischste Antikörper ist. Erfahrungsgemäß wird meist vergessen, die Gesamtmenge von IgA im Blut zu bestimmen. Dabei ist die Empfehlung für die Antikörperdiagnostik klar!

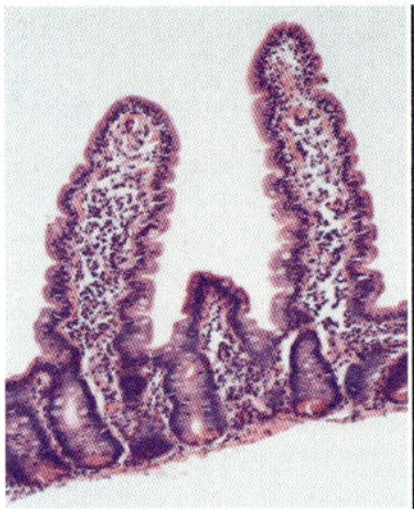

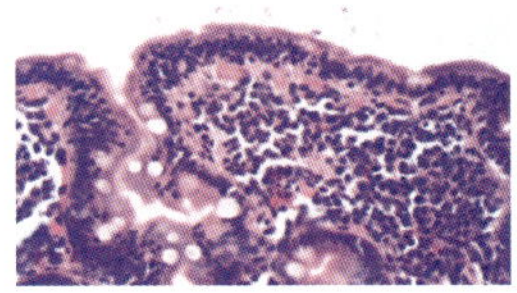

Quelle Pathologiebilder: Lembcke B. Pathologie.
In: Messmann H, Hrsg. Klinische Gastroenterologie.
2., vollständig überarbeitete Auflage.
Stuttgart: Thieme; 2021.

Marsh 0	Marsh 1	Marsh 2	Marsh 3a bis 3c
gesunde Dünndarmschleimhaut lange Zotten, kurze Krypten (»Täler«)	erhöhte Anzahl bestimmter Immunzellen (intraepitheliale Lymphozyten), unspezifisch	Vertiefung der Krypten (»tiefe Täler«)	Rückbildung der Zotten, Vertiefung der Krypten = Villusatrophie (abgeflachte Schleimhaut)

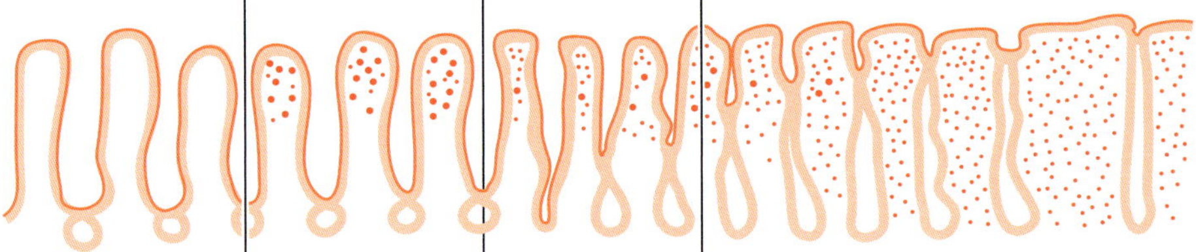

normal	auffällig, aber kein Hinweis auf Zöliakie	Hinweis auf Zöliakie

Kriterium	Marsh-Stadium 0	1	2	3a	3b	3c
intraepitheliale Lymphozyten	≤ 25	› 25	› 25	› 25	› 25	› 25
Zotten	normal	normal	normal	geringe Atrophie	subtotale Atrophie	Atrophie
Krypten	normal	normal	Hyperplasie	Hyperplasie	Hyperplasie	Hyperplasie

Zöliakie-Antikörper und ihre Abkürzungen

Antikörper	Abkürzung
IgA- und IgG-Gliadin-Antikörper	AGA-AK-IgA bzw. -IgG
IgA- und IgG-Antikörper gegen deamidiertes Gliadin	DGP-AK-IgA bzw. -IgG
IgA- und IgG-Endomysium-Antikörper	EMA-AK-IgA bzw. -IgG
IgA- und IgG-Gewebstrans-glutaminase-Antikörper	tTG-AK-IgA bzw. -IgG

Anti-Gliadin-Antikörper (AGA)

Ältester (1958) Zöliakie-Antikörper-Test, welcher gegen das aufgenommene Gliadin gerichtet ist. Angesichts seiner geringen Genauigkeit spielen Anti-Gliadin-Antikörper in der Zöliakie-Abklärung heutzutage kaum noch eine Rolle. Häufig wird der Anti-Gliadin-Antikörper auch bei etwa 5 % der Gesunden oder bei Menschen mit Allergien oder chronisch entzündlichen Darmerkrankungen nachgewiesen. Kinder vor dem zweiten Lebensjahr haben häufig noch keine anderen Antikörper entwickelt. Hier ist die Bestimmung der Anti-Gliadin-Antikörper noch eine Option.

Antikörper gegen deamidiertes Gliadin (DGP-Antikörper)

Antikörper gegen deamidiertes Gliadin richten sich gegen jene Gliadinpeptide, welche durch die Gewebstransglutaminase deamidiert und damit in ihrer immunologischen Wirkung verstärkt wurden. Der Vorgang der Deamidierung ist wie folglich auch die der DGP-Antikörper Zöliakie-spezifisch. In seiner Genauigkeit

◀ Der Zustand der Dünndarmschleimhaut wird anhand der Marsh-Stadien beurteilt.

▼ Die 4 Elemente der Zöliakie-Diagnostik

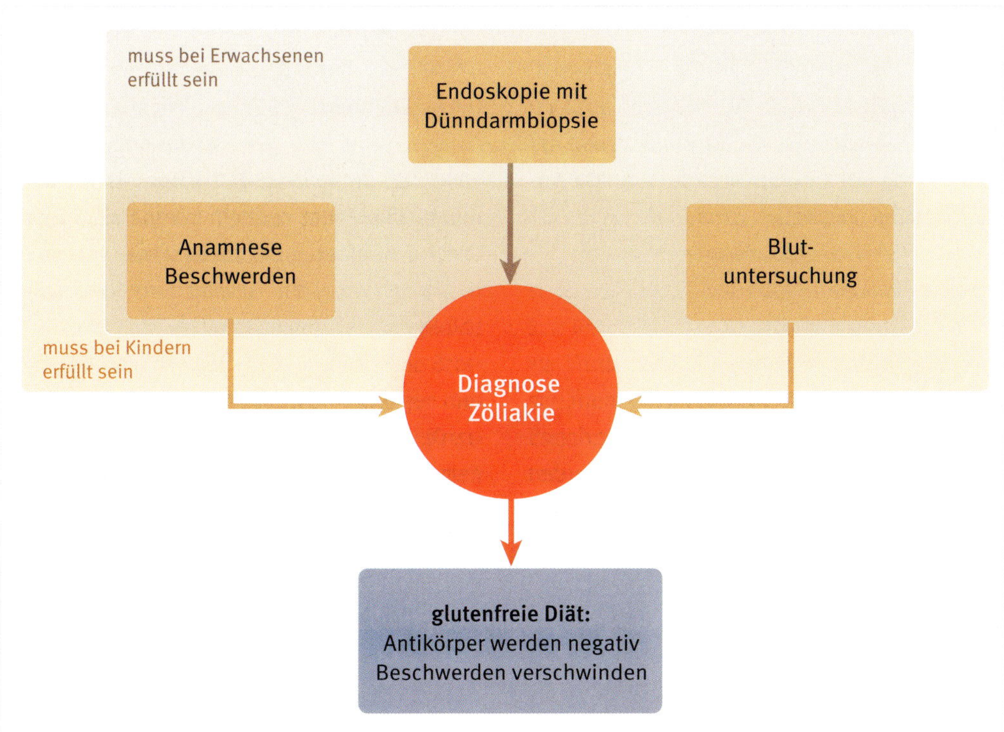

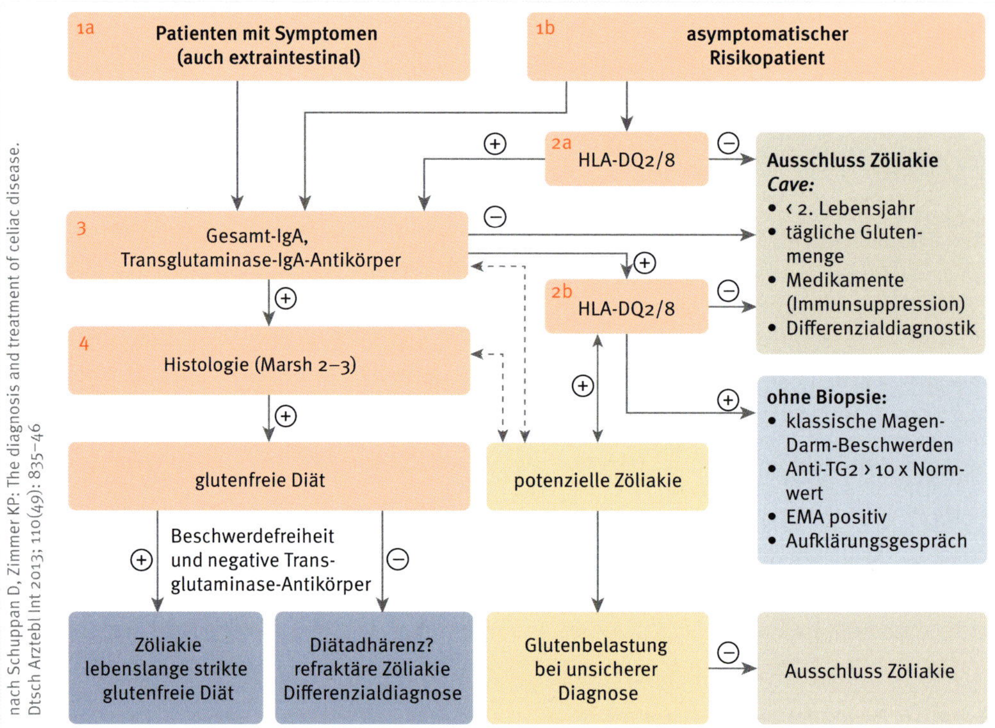

▲ Diagnostischer Pfad bei Verdacht auf Vorliegen einer Zölikaie bzw. bei beschwerdefreien Risikopatienten.

und Zuverlässigkeit ist dieser Bluttest mit der Bestimmung der Gewebstransglutaminase-Antikörper vergleichbar.

Endomysium-Antikörper (EMA-Antikörper)

Endomysium-Antikörper richten sich gegen eine Eiweißfraktion des Endomysiums, einer Bindegewebsschicht, welche die einzelnen Muskelfasern umgibt. Üblicherweise werden Endomysium-IgA-Antikörper bestimmt. Sie besitzen eine hohe Aussagekraft und Zuverlässigkeit. Allerdings sind der Aufwand im Labor und damit die Kosten sehr hoch, weshalb meist die einfacher zu bestimmenden Gewebstransglutaminase-Antikörper (Tissue-Transglutaminase-Antikörper) gemessen werden.

Gewebstransglutaminase-Antikörper (tTG-Antikörper)

Seit der Entdeckung des Enzyms Gewebstransglutaminase 1997 als wichtigstes Autoantigen steht mit der Bestimmung der Gewebstransglutaminase-Antikörper ein einfach durchzuführender und sehr zuverlässiger Labortest zur Abklärung der Zöliakie zur Verfügung. Bestimmt wird der Gewebstransglutaminase-IgA-Antikörper, sofern kein IgA- Mangel vorliegt. Aufgrund seiner einfachen Durchführbarkeit und seiner hohen Aussagekraft ist der Gewebstransglutaminase-Antikörper als Screening-Test einsetzbar. In seltenen Fällen, z.B. bei einer Rheumaerkrankung (rheumatoide Arthritis) oder bei chronisch entzündlichen Darmerkrankungen, wird der Antikörper positiv gemessen, obwohl keine Zöliakie vorliegt. Falsch negativ gemessen werden die Gewebstransglutaminase-Antikörper möglicherweise in der Frühphase der Erkrankung oder bei Kleinkindern.

WISSEN

Selektiver Immunglobulin-A-Mangel

Immunglobulin A (IgA) ist der quantitativ häufigste Antikörper des Menschen. Freigesetzt auf Schleimhäuten, in Muttermilch, Tränenflüssigkeit oder Speichel stellt IgA das erste Schutzschild des Immunsystems dar. Der selektive IgA-Mangel betrifft 1 von 500 Menschen und ist damit der häufigste primäre Immundefekt. Betroffene leiden an einer vermehrten Infektanfälligkeit und Allergien. Das Erkrankungsrisiko für Autoimmunerkrankungen ist erhöht. Besondere Bedeutung hat der selektive IgA-Mangel bei Antikörperuntersuchungen im Blut. Liegt ein IgA-Mangel vor, bildet der Körper kaum oder überhaupt keine Zöliakie-IgA-Antikörper. Diese werden bei einer Blutuntersuchung dann nicht oder nur gering erhöht gemessen und die Labordiagnostik damit verfälscht. Als Ersatz werden dann meist IgG-Antikörper verwendet. Um zu prüfen, ob genügend IgA gebildet wird, wird neben dem IgA-Antikörper auch das Gesamt-IgA bestimmt. Ist das Gesamt-IgA im Normbereich, kann das Laborergebnis für den IgA-Antikörper verwendet werden.

Weitere Blutuntersuchungen bei Zöliakie

Weitere Blutuntersuchungen bei der Zöliakie zielen darauf ab, einerseits Komplikationen, wie weitere parallel vorliegende Erkrankungen oder Nährstoffdefizite, zu erfassen. Folgende Blutwerte spielen dabei eine Rolle.

BLUTBILD: Das Blutbild erfasst, ob eine Blutarmut vorliegt. Dies ist bei einer Zöliakie dann der Fall, wenn aufgrund der Schleimhautschädigung insbesondere Eisen ungenügend aufgenommen werden kann. Eisenmangel ist bei Zöliakie-Patient*innen am häufigsten. Eisen wird im oberen Dünndarm aufgenommen und in den roten Blutfarbstoff (Hämoglobin) der roten Blutkörperchen (Erythrozyten) eingelagert. Sauerstoff bindet sich an das Hämoglobin und so werden sämtliche Organe und Zellen mit Sauerstoff versorgt.

Gehen die Dünndarmzotten bei der Zöliakie zugrunde, verringert sich die Oberfläche im Dünndarm. Selbst Gesunde nehmen nur etwa 10–15 % Eisen aus der Nahrung auf. Ist die Resorptionsfläche gestört, wird noch weniger aufgenommen. Zudem muss dreiwertiges Eisen aus pflanzlicher Kost erst in die verwertbare Form, das zweiwertige Eisen, überführt werden. Eisen aus fleischhaltiger Nahrung ist direkt verfügbar. Bei vegetarischer oder veganer Ernährung kann dann auch das Eisenangebot niedrig sein. Wird wenig Eisen aufgenommen, bilden sich nur noch wenige kleine Erythrozyten mit erniedrigtem Hämoglobingehalt. Es kommt zur hypochromen, mikrozytären Anämie. Folgen dieser Form von Blutarmut sind Konzentrationsschwäche, Müdigkeit, Kopfschmerzen bis hin zur Luftnot bei körperlicher Belastung. Auch brüchige Nägel und Risse an den Mundwinkeln können Anzeichen für einen fortgeschrittenen Eisenmangel sein.

FERRITIN: Ferritin gibt den Zustand des Eisenspeichers an. Eisen im Blut unterliegt, abhängig von der Eisenzufuhr durch die Nahrung, großen Schwankungen. Besser ist es daher, den Eisenspeicher – das Ferritin – zu bestimmen. Ein erniedrigter Wert zeigt einen »entleerten« Eisenspeicher an.

Nährstoffe, Mineralstoffe und Vitamine – empfohlene Tagesmengen, Normalwerte im Blut

Nähr-/Mineralstoff, Vitamin	empfohlene Tageszufuhr		Normalwert im Blut
	Frauen	Männer	
Magnesium	300 mg	350 mg	0,7–1,0 mmol/l
Kalium	2000 mg	2000 mg	3,6–4,8 mmol/l
Kalzium	1000 mg	1000 mg	2,2–2,6 mmol/l
Kupfer	‹ 5 mg	‹ 5 mg	17–140 µg/dl
Phosphor	700 mg	700 mg	2,5–4,5 mg/dl
Eisen	15 mg	10 mg	45–160 µg/dl
Jod	200 µg	200 µg	40–80 µg/l
Zink	12 mg	15 mg	06–1,2 mg/l
Selen	20–100 µg	20–100 µg	63–79 µg/l (Blutplasma)
Vitamin A	0,8 mg	1 mg	100–1000 µg/l
Vitamin B_1	1 mg	1,2 mg	15–90 µg/l
Vitamin B_2	1,2 mg	1,4 mg	6–12 µg/l
Vitamin B_6	1,2 mg	1,5 mg	4–6 µg/l
Vitamin B_{12}	3 µg	3 µg	› 250 ng/l
Vitamin C	100 mg	100 mg	5–15 µg/l
Vitamin D	20 µg	20 µg	30–100 ng/ml
Vitamin E	15 mg	15 mg	0,8–1,2 mg/l
Folsäure	400 µg	400 µg	› 4 µg/l

LEBERWERTE (GOT, GPT, GAMMA-GT, AP): Leberwerte erfassen, inwiefern eine Lebererkrankung zeitgleich zur Zöliakie vorliegt. Die GOT (Glutamat-Oxalacetat-Transaminase) und die GPT (Glutamat-Pyruvat-Transaminase) zeigen einen Leberzellschaden an, insbesondere, wenn die GOT höher als die GPT liegt. Die Gamma-GT (Gamma-Glutamyltransferase) und die AP (alkalische Phosphatase) sind vorwiegend Blutwerte für die Gallenwege. Die Gamma-GT kann jedoch auch bei Fettleber oder chronisch vermehrtem Alkoholkonsum erhöht sein.

TSH: Die Bestimmung von TSH (Thyreoidea-stimulierendes Hormon) ist der wichtigste Suchtest hinsichtlich einer Schilddrüsenfunktionsstörung. Diese ist häufig mit der Zöliakie assoziiert, sodass bei Erstdiagnose einer Zöliakie oder aufgrund von Beschwerden, die auf eine Schilddrüsenerkrankung hinweisen, das TSH bestimmt werden sollte. Ein erhöhter Wert weist auf eine Schilddrüsenunterfunktion hin. Ein erniedrigter Wert auf eine Überfunktion.

Nährstoffdefizite erkennen

FOLSÄURE: Folsäure (Vitamin B_9) ist vorwiegend bei der Blutbildung und der Zellteilung beteiligt. Der menschliche Körper kann Folsäure nicht selbst herstellen und ist daher auf die Aufnahme aus dem Essen über die Dünndarmschleimhaut angewiesen. Ist die Dünndarmschleimhaut geschädigt, kommt es rasch zu einem Folsäuremangel. Dieser führt zu Blutarmut und zur Störung bei der Zellteilung. Dadurch werden auch neue Darmepithelien langsamer gebildet. Die geschädigte Schleimhaut bei Zöliakie-Betroffenen erholt sich also langsamer.

VITAMIN B_{12}: Vitamin B_{12} ist, ebenso wie Folsäure und Eisen, wichtig für die Blutbildung. Die Aufnahme im Dünndarm erfolgt im letzten Abschnitt (terminales Ileum) und nur, wenn ein Hilfsstoff des Magens (intrinsic factor) vorhanden ist. Bei einer Zöliakie kann die Aufnahme im Dünndarm gestört sein. Einziger Trost: Sind die Depots voll und kommt es zu einer Resorptionsstörung, dauert es 2 Jahre, bis die Vorräte aufgebraucht sind, denn die täglich benötigte Menge ist mit 3 mg gering.

VITAMIN D: Vitamin D ist in aller Munde, haben Studien und Untersuchungen der letzten Jahre doch die Bedeutung dieses Vitamins für unsere Gesundheit gezeigt. Dabei ist Vitamin D besonders. Wir nehmen es nicht nur mit der Nahrung auf, sondern können es mit Hilfe von UV-Strahlen der Sonne auch selbst herstellen. Die Wintermonate prädestinieren daher für einen Vitaminmangel, ebenso wie eine Resorptionsstörung im Dünndarm. Eine Substitution sollte großzügig erfolgen.

KALZIUM: Eng verbunden mit einem Vitamin-D-Mangel ist auch ein Kalziummangel, denn Vitamin D hilft dem Körper bei der Kalziumaufnahme aus dem Zwölffingerdarm und bei der Einlagerung in die Knochen. Schnell wird klar, ein Vitamin-D-Mangel führt rasch zum Kalziummangel. Noch schneller, wenn durch die Zöliakie die Schleimhaut im oberen Dünndarm geschädigt ist. Unser Körper ist aber clever – vermeintlich: Aus der Nebenschilddrüse kommt ein Hormon zu Hilfe, das Parathormon. Parathormon löst Kalzium aus dem Knochen und stellt es dem Körper zur Verfügung. Dies jedoch zu einem hohen Preis. Der Kalziumklau schädigt die Knochen. Dies führt bei Kindern zur Rachitis (Knochenerweichung) und bei Erwachsenen letzten Endes zur Osteoporose.

ZINK: Zink gerät gerne in Vergessenheit, spielt aber eine wichtige Rolle bei der Zellerneuerung, bei der Immunabwehr und ist in vielen Enzymen enthalten. Zink erfüllt somit zentrale Stoffwechselfunktionen. Resorptionsort ist der obere Dünndarm und da der Mensch keine größeren Vorräte bildet, kommt es rasch zu einem Mangel,

WISSEN

Zöliakie-Diagnostik: kurz und knapp

Besteht der Verdacht auf Zöliakie?
Dann müssen die Gewebstransglutaminase-IgA-Antikörper (tGT-IgA-AK) und das Gesamt-IgA bestimmt werden:

- tGT-IgA-AK positiv (≥ 10-fach der Norm) und jünger als 18 Jahre? Dann müssen die Endomysium-IgA-Antikörper bestimmt werden. Sind diese positiv, ist die Zöliakie-Diagnose bestätigt.
- tGT-IgA-AK positiv (≥ 10-fach der Norm) und älter als 18 Jahre? Dann ist eine Magenspiegelung mit Dünndarmbiopsie erforderlich. Liegt das Marsh-2- oder -3-Stadium vor, ist die Zöliakie-Diagnose bestätigt.

Ist die Zöliakie-Diagnose bestätigt, sollten eine erweiterte Labordiagnostik und jährliche Verlaufskontrollen erfolgen: kleines Blutbild, Ferritin, TSH, Vitamin B_{12}, Folsäure, Leberwerte (GOT/GPT), Vitamin D.

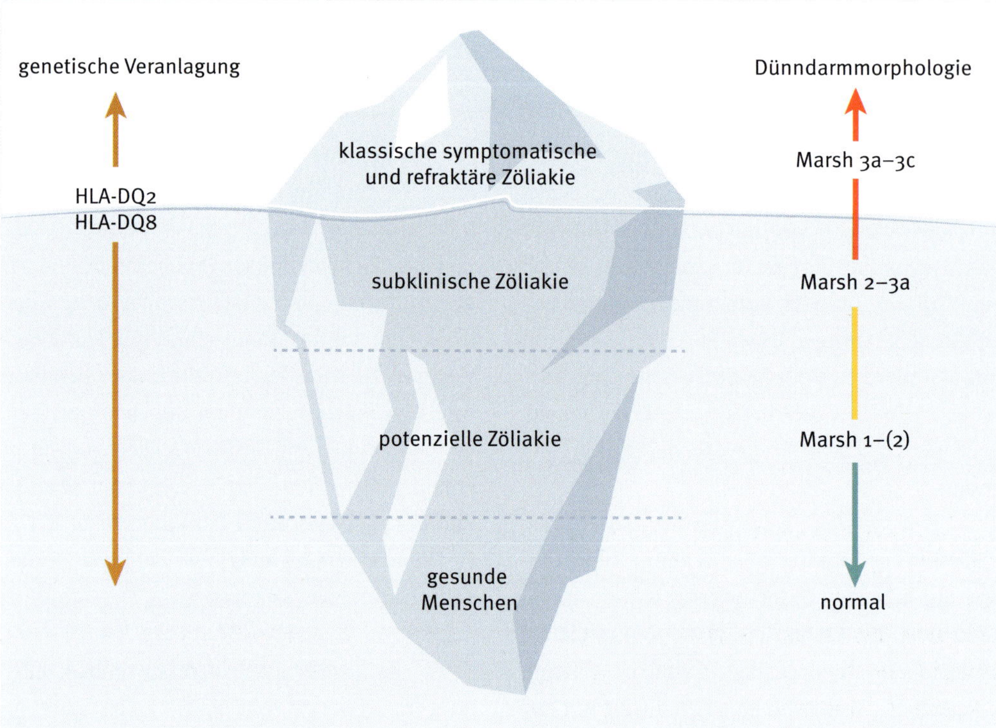

▲ Der Zöliakie-Eisberg: Nur ein geringer Anteil Erkrankter hat Beschwerden und ist »sichtbar«. Die meisten Betroffenen haben wenige oder keine Beschwerden und werden deshalb häufig nicht erkannt.

wenn der Dünndarm nicht genügend aufnehmen kann

SELEN: Bei Selen verhält es sich ähnlich wie bei Zink. Auch Selen erfüllt viele Aufgaben. Besonders bei der Synthese von Schilddrüsenhormonen und als Unterstützung für unser Immunsystem.

Urinuntersuchung

Seit 2017 ist die Möglichkeit bekannt, durch Nachweis immunogener Glutenpeptide (GIP) unbemerkte Diätfehler in der glutenfreien Ernährung bei Zöliakie-Betroffenen aufzuspüren. Eine weitere 2023 veröffentlichte spanische Studie untersuchte die Bedeutung des Nachweises von GIP im Urin.[7] Ziel dieser Studie war es, durch Bestimmung von GIP im Urin die (unbemerkte) Glutenaufnahme von Zöliakie-Patient*innen mit mindestens 24-monatiger glutenfreier Diät zu überwachen. Es konnte gezeigt werden, dass Betroffene mit Nachweis von GIP im Urin mit einer Wahrscheinlichkeit von 93 % einen Dünndarmschleimhautschaden in der mikroskopischen Untersuchung hatten. Bei fehlendem GIP-Nachweis im Urin waren die Biopsien unauffällig. Die Bestimmung von GIP im Urin scheint also ein gutes und einfach durchzuführendes Tool zur Überwachung einer glutenfreien Ernährung zu sein. Eine weitere Einsatzmöglichkeit dieses Urintests ergibt sich bei Verdacht auf das Vorliegen einer refraktären Zöliakie. Im Urin sollten dabei keine GIP nachweisbar sein.

Stuhl- und Heimtests

Immer noch angebotene Stuhltests auf Gliadin- oder Transglutaminaseantikörper besitzen

Oslo-Klassifikation – Formen der Zöliakie

Form der Zöliakie	Beschwerden	Zöliakie-spezifische Antikörper (Anti-tTG)	Genetik HLA-DQ2/8	Biopsie
klassisch	Zeichen der Malabsorption	positiv	positiv	Marsh 2 oder 3
symptomatisch	unspezifische Beschwerden	positiv	positiv	Marsh 2 oder 3
subklinisch	keine	positiv	positiv	Marsh 2 oder 3
potenziell	keine oder unspezifische Beschwerden	positiv	positiv	Marsh 0 oder 1
refraktär	Zeichen der Malabsorption trotz glutenfreier Ernährung über 1 Jahr	bei Diagnose positiv, im Verlauf positiv oder negativ	positiv	Marsh 3

Anti-tTG: Transglutaminase-Antikörper
HLA: humanes Leukozytenantigen
Marsh: Schweregradeinteilung der Zöliakie in der Dünndarmbiopsie (s. S. 47)
Malabsorption: voluminöse, faulig riechende Stühle/Durchfall, Gewichtsverlust, evtl. Eiweißmangel, Vitaminmangel, Mangel an Spurenelementen

keine zuverlässige Aussagekraft. Gleiches gilt für Speichel- oder Heimschnelltests auf Transglutaminase-Antikörper. Die Anwendung kann nicht empfohlen werden. Mein Tipp: Verschwenden Sie kein Geld und gehen Sie gleich zu einem Zöliakie-erfahrenen Gastroenterologen!

Formen der Zöliakie

Die Zöliakie tritt analog des »Zöliakie-Eisbergs« in unterschiedlichen Formen auf. Diese sind die klassische Zöliakie, die symptomatische Zöliakie, die potenzielle Zöliakie und die refraktäre Zöliakie. Definiert werden die unterschiedlichen Zöliakie-Formen gemäß der Oslo-Klassifikation von 2012.

Klassische Zöliakie

Die klassische Zöliakie manifestiert sich im frühen Kindesalter (1.–3. Lebensjahr) nach Gabe von glutenhaltiger Kost. Eine klassische Zöliakie ist selten und ist nur in etwa 10–20 % aller Zöliakie-Fälle zu beobachten. Je älter Betroffene bei Diagnosestellung sind, desto seltener tritt die Zöliakie als klassische Form in Erscheinung. Sie ist die Spitze des sogenannten »Zöliakie-Eisberges«.

Im frühen Kindesalter zeigt sich die klassische Zöliakie mit Durchfall, Erbrechen, aufgetriebenem Bauch, Gewichtsabnahme, Bauchschmerzen und einer Gedeihstörung. Je nach Ausprägung des Krankheitsbildes kann es neben einem verzögerten Wachstum auch zu Muskelschwund, Eiweißmangelödemen, voluminösen, übel riechenden, teilweise auch fettig glänzenden Stühlen kommen. Mitunter zeigt sich auch eine Verhaltensänderung (z.B. vermehrte Weinerlichkeit). Im Blut finden sich Antikörper gegen Endomysium und gegen die Gewebstransglutaminase. In der Dünndarmbiopsie manifestiert sich eine deutliche Schädigung der Schleimhaut mit Zottenverlust.

Symptomatische Zöliakie

Bei der symptomatischen Zöliakie, früher als atypische Zöliakie bezeichnet, sind Beschwerden meist nur gering ausgeprägt und unspezifisch (Verstopfung, Blähungen, Bauchschmerzen, Übelkeit, wechselhaftes Stuhlverhalten).

WISSEN

Malabsorptionssyndrom

Hinter diesem Begriff verbirgt sich ein gravierendes Beschwerde- und Symptomenspektrum bei Menschen mit Dünndarmerkrankungen – also auch bei der Zöliakie. Durch eine gestörte Nährstoffaufnahme kommt es zu Mangelzuständen (Eisenmangelblutarmut, Vitaminmangel). Klinisch führend sind Durchfälle und Blähungen. Von der Malabsorption muss der Begriff der Maldigestion abgegrenzt werden. Bei einer Maldigestion führt ein Enzymmangel dazu, dass die Nahrung nicht aufgespalten werden kann.

Im Vordergrund können aber auch nur Müdigkeit, Leistungsminderung, Schlaflosigkeit und depressive Verstimmung stehen. Wie bei der klassischen Zöliakie finden sich im Blut nachweisbare Zöliakie-Antikörper und in der Dünndarmbiopsie eine deutliche Schleimhautschädigung.

Subklinische Zöliakie

Betroffene mit einer subklinischen Zöliakie (früher als asymptomatische Zöliakie bezeichnet) haben keine Beschwerden. Im Blut kann sich jedoch ein Eisenmangel oder eine Leberwerterhöhung zeigen. Diese Menschen fallen häufig im Rahmen eines Screenings auf, beispielsweise, weil Angehörige ersten Grades an einer Zöliakie leiden. Sowohl im Blut als auch in der Dünndarmbiopsie zeigen sich Zöliakie-typische Veränderungen. Eine glutenfreie Ernährung führt meist zu keiner Veränderung des Befindens. Mitunter ergibt sich eine verbesserte Leistungs- und Konzentrationsfähigkeit.

Potenzielle Zöliakie

Die potenzielle Zöliakie (früher latente Zöliakie) ist charakterisiert durch nachweisbare Zöliakie-Antikörper im Blut, jedoch ohne Nachweis eines Zottenverlustes in der Dünndarmbiopsie. Beschwerden treten nicht auf. Im Laufe der Zeit können sich jedoch eine symptomatische bzw. klassische Zöliakie entwickeln, weshalb regelmäßige Blutkontrollen und eventuell auch endoskopische Kontrollen empfehlenswert sind. Eine strenge glutenfreie Ernährung wird bei der potenziellen Zöliakie nicht empfohlen.

Refraktäre Zöliakie

Selten, aber gefährlich, ist die refraktäre Zöliakie. Von dieser Form sind nur etwa 1 % aller Zöliakie-Patient*innen betroffen. Frauen etwas häufiger als Männer; mit einem Altersgipfel zwischen dem 50.–60. Lebensjahr. Definiert ist die refraktäre Zöliakie mit fortbestehenden Beschwerden und bleibendem Zottenverlust trotz konsequenter glutenfreier Ernährung über 12 Monate. Bei Kindern und Kleinkindern kommt die refraktäre Zöliakie so gut wie nie vor. Ursächlich sind meist unbewusste Ernährungsfehler. Anderweitige Dünndarmerkrankungen müssen bedacht und ausgeschlossen sein. Unterschieden werden zwei Typen.

Besteht der Verdacht auf eine refraktäre Zöliakie, muss zuerst die glutenfreie Ernährung überprüft und im Blut geschaut werden, ob Antikörper nachweisbar sind. Getestet werden, sofern kein IgA-Mangel vorliegt, die Gewebstransglutaminase-IgA-Antikörper. Im nächsten Schritt und dringlich, wenn ein Malabsorptionsyndrom besteht, werden im Duodenum Schleimhautproben genommen. Spezielle

WISSEN

Dermatitis herpetiforme Duhring (Morbus Duhring)

Der Arzt Louis A. Duhring beschrieb 1884 dieses Krankheitsbild. Die Dermatitis herpetiforme Duhring ist die Hautmanifestation der Zöliakie und tritt als entzündliche Hauterkrankung in Erscheinung. Dem Namen nach hat die Dermatitis herpetiformis Duhring (DH) ein herpesähnliches Erscheinungsbild mit gruppierten Bläschen, bevorzugt an Ellenbogen und Knien. Betroffen sind insbesondere Zöliakie-Patient*innen im mittleren Lebensalter.

Als erstes Symptom tritt Juckreiz auf – mitunter sogar, bevor auf der Haut Veränderungen zu erkennen sind. Die stark juckenden, meist rötlich gefärbten Papeln bzw. Bläschen auf der Haut werden aufgrund des Juckreizes häufig aufgekratzt und hinterlassen dann Narben. Bei 90 % der Patient*innen zeigt sich dieser Hautausschlag an Ellenbogen und Unterarmen. Andere häufig befallene Stellen sind die Vorderseite der Knie, über dem Kreuzbein am Rücken und die Stirn-Haar-Grenze am Kopf. Die Inzidenz beträgt 1:10.000, wobei im Gegensatz zur Zöliakie Männer 1,5-fach häufiger betroffen sind.

Ende der 1960er Jahre wurde ein Zusammenhang festgestellt. Sowohl DH als auch die Zöliakie haben denselben genetischen Hintergrund und werden durch die Aufnahme von Glutenen verursacht. Untersuchungen haben gezeigt, dass bei beiden Erkrankungen dieselben Gene involviert sind. Bei vielen DH-Patient*innen ist die Zöliakie jedoch nur schwach ausgeprägt und wird meist gar nicht bemerkt, bis der Patient den Hautausschlag entwickelt. Die Diagnose der DH wird mittels Hautbiopsie gestellt. In den Proben nicht befallener Hautareale erkennt man die typischen IgA-Ablagerungen. Ist die Diagnose der DH gestellt, schließen sich eine Zöliakie-Antikörperdiagnostik sowie Dünndarmbiopsien an.

Therapie

Wie bei der Zöliakie stellt eine streng glutenfreie Ernährung eine effektive Behandlung der DH dar. Bei den meisten Patient*innen dauert es sehr lange, bis eine glutenfreie Ernährung die Symptome der DH zum Verschwinden bringt. Deshalb ist in der Zwischenzeit eine medikamentöse Behandlung (Diaminodiphenylsulfon) sinnvoll. Durch die Medikamente verblasst der Hautausschlag innerhalb einer Woche. Doch nur eine streng glutenfreie Ernährung lässt den Hautausschlag auch langfristig verschwinden. Auf gesonderte Zufuhr von Jod (z.B. Seefisch, jodiertes Speisesalz) sollte verzichtet werden, denn dadurch verschlimmert sich meist der Juckreiz. Vorsicht ist auch bei medizinischen Untersuchungen mit jodhaltigem Kontrastmittel (z.B. Computertomografie) geboten. Betroffene Hautstellen können mit Lotionen und Salben lokal behandelt werden.

Untersuchungsmethoden des Pathologen (Immunphänotypisierung/-histochemie, Durchflusszytometrie) können die einzelnen Typen der refraktären Zöliakie voneinander unterscheiden.

LEITBESCHWERDEN BEI EINER REFRAKTÄREN ZÖLIAKIE:

- chronische Durchfälle
- Gewichtsabnahme
- Bauchschmerzen
- Nachtschweiß, Fieber
- Blutarmut und Vitaminmangel
- Leistungsminderung und Abgeschlagenheit

BEI REFRAKTÄRER ZÖLIAKIE TYP 1 hat sich die Immunreaktion in der Dünndarmwand auf Gluten so weit verselbstständigt, dass es nicht mal mehr einer Glutenaufnahme bedarf, um die Schleimhautschädigung aufrechtzuerhalten. In der Praxis ist dieser Typ nur schwer von einem langsamen Ansprechen auf eine glutenfreie Ernährung zu unterscheiden. Häufig liegen andere Autoimmunerkrankungen oder infektiöse Erkrankungen vor. Unter einer sehr strikten glutenfreien Diät erholt sich ein Teil der Betroffenen. Weitere Behandlungsmöglichkeiten der refraktären Zöliakie Typ 1 sind eine spezielle Sonden- bzw. Trinknahrung (basierend auf Oligopeptiden), ein lokal im Darm wirkendes Kortison (Budesonid) oder eine immunsystemunterdrückende medikamentöse Therapie (z.B. Cyclosporin, Azathioprin, Methotrexat, Anti-TNF).

DIE REFRAKTÄRE ZÖLIAKIE TYP 2 ist die gefährlichere Form. Hierbei verändern sich die Lymphozyten in der Dünndarmwand derart, dass das Risiko einer Entartung besteht. Die hieraus möglicherweise entstehende bösartige Erkrankung nennt man Enteropathie-assoziiertes T-Zell-Lymphom – abgekürzt: EATL. Neben Sonden-/Trinknahrung und Budesonid gibt es bei der refraktären Zöliakie Typ 2 weitere Behandlungsmöglichkeiten (z.B. Anti-IL-15, Anti-CD52). Im Vordergrund steht hier jedoch die Behandlung des Enteropathie-assozierten T-Zell-Lymphoms. Hier kommen Behandlungsmöglichkeiten wie Operation, Chemo-/Strahlentherapie oder eine Stammzelltransplantation in Frage.

Kontrolluntersuchungen bei Zöliakie

Kontrolluntersuchungen bei bestätigter Zöliakie sind wichtig und dienen einerseits dazu, frühzeitig eine unbemerkte Glutenbelastung zu entdecken und andererseits Komplikationen mit möglicherweise gefährlichem Krankheitsverlauf, wie bei der refraktären Zöliakie, nicht zu verpassen.

Nach Diagnosesicherung und Umstellung der Ernährung auf eine strikte glutenfreie Diät, sind in aller Regel die Zöliakie-Antikörper im Blut nach 3–6 Monaten nicht mehr nachweisbar. Dieses Zeitfenster macht deutlich, dass frühere Kontrollen nicht sinnvoll sind. Die erste Blutkontrolle soll 6 Monate nach Beginn einer glutenfreien Ernährung durchgeführt werden und dann alle 6 Monate, bis keine Antikörper mehr nachweisbar sind. Danach gilt die Empfehlung, die Zöliakie-Antikörper einmal im Jahr testen zu lassen. Kontrolliert werden sollte der Antikörper, der bei Diagnosestellung positiv war. In aller Regel also Gewebstransglutaminase-IgA-Antikörper. Bei IgA-Mangel entsprechend Bestimmung der IgG-Antikörper.

Eine Kontrolle mittels Dünndarmbiopsie wird in Fachkreisen sehr kontrovers diskutiert und ist nicht streng empfohlen. Studien, die Zöliakie-Betroffene bis zur Zottennormalisierung bioptisch kontrollierten, zeigten keine Vorteile im Langzeitlauf gegenüber einer reinen

Übersicht über sinnvolle Kontrolluntersuchungen bei einer Zöliakie

Wann?	Was?
nach Erstdiagnose, nach 3 Monaten dann nach 6 Monaten dann jährlich	klinischer Verlauf, BMI bei Kindern/Jugendlichen: Gewicht, Körpergröße, Pubertätsstadien
bei jedem Arztkontakt	Anamnese Überprüfen der glutenfreien Ernährung Auftreten von Komplikationen und/oder Begleiterkrankungen
nach Erstdiagnose, nach 3 Monaten dann nach 6 Monaten dann jährlich	Blutuntersuchung: Gewebstransglutaminase-IgA-Antikörper
optional	Magenspiegelung mit Biopsien – abhängig vom Verlauf der Antikörper und Beschwerden

Überwachung mittels Blutkontrolle. Eine klare Empfehlung für eine erneute Biopsie ergibt sich dann, wenn trotz rückläufigen Antikörpern im Blut die Beschwerden nicht besser werden.

Bei Zöliakie-Patient*innen ist das Risiko für die Entwicklung einer Osteoporose erhöht (s. S. 63). Daher sollte bei allen Erkrankten ab dem 50. Lebensjahr eine Knochendichtemessung durchgeführt werden. Bei einem erhöhten Risiko für eine Osteoporose (z. B. Vitamin-D-Mangel, Menopause) empfiehlt sich die Knochendichtemessung bereits bei Diagnosestellung einer Zöliakie.

Eine klare Empfehlung und Praxis-Tipp: Dokumentieren Sie alle Befunde bei Erstdiagnose und die Blutkontrollen im Verlauf in einem Zöliakie-Pass. Dieser ist im Rahmen einer Mitgliedschaft über die Deutsche Zöliakie-Gesellschaft erhältlich. Es genügt natürlich auch, die Ergebnisse in einem Ordner zu sammeln. Oder Sie verwenden die folgenden Vorlagen zur Dokumentation.

Dokumentationsvorlage

Erstdiagnose Zöliakie

Datum			
glutenfreie Ernährung	☐ Ja	☐ Nein	
Körpergröße	______________ cm	bei Kindern Perzentilen angeben	
Körpergewicht	______________ kg		
Body-Mass-Index	______________ kg/m2		
Beschwerden	☐ Nein		
	☐ Wenn ja, folgende Beschwerden:		
weitere Erkrankungen			
Blutuntersuchung	tTG-IgA	EMA-IgA	Gesamt-IgA
bei IgA-Mangel	tTg-IgG, DGP-IgG oder EMA-IgG-Antikörper:		
Endoskopie	intraepitheliale Lymphozyten	Marsh-Stadium	weitere Auffälligkeit
Beginn glutenfreie Ernährung			

Dokumentationsvorlage

Verlaufskontrollen Zöliakie

Erste Kontrolle 6 Monate nach Beginn der glutenfreien Ernährung, dann alle 6 Monate, bis sich die Antikörper normalisiert haben. Im Verlauf sollten bei Beschwerdefreiheit bei Erwachsenen alle 2 Jahre und bei Kindern alle 1–2 Jahre Kontrollen erfolgen.

Datum			
Körpergröße in cm			
Körpergewicht in kg			
BMI (kg/m²)			
Kinder: Perzentilen			
Pubertätsstadien nach Tanner (< 18 Jahre)			
tTG-IgA (U/ml)			
Bei IgA-Mangel: DGP-IgG, tTG-IgG oder EMA-IgG			
Magenspiegelung (optional) Marsh-Stadium			
weitere Untersuchungen			
Anmerkungen (z. B. ob glutenfreie Ernährung strikt eingehalten wird, Beschwerden etc.)			

ZÖLIAKIE-ASSOZIIERTE ERKRANKUNGEN

Mehrere Studien haben bei bis zu 30 % der erwachsenen Zöliakie-Patient*innen einen Zusammenhang mit anderen Autoimmunerkrankungen nachgewiesen. Besonders häufig wird ein gemeinsames Auftreten von Zöliakie und Diabetes mellitus Typ 1, Autoimmunschilddrüsenentzündungen oder einer Autoimmunhepatitis (autoimmune Leberentzündung) beobachtet. Grund hierfür ist eine gemeinsame genetische Veranlagung (HLA-DQ2 und HLA-DQ8) dieser Erkrankungen. In diesem Kapitel werden die häufigsten, mit der Zöliakie assoziierten Erkrankungen vorgestellt. Einen Überblick gibt die Abbildung zu den häufigen Symptomen (s. S. 41).

Es besteht auch eine Assoziation der Zöliakie mit weiteren Erkrankungen und Mangelzuständen auf Basis der gestörten Nährstoffaufnahme. Zudem werden bei Zöliakie-Patient*innen gehäuft neuropsychiatrische Erkrankungen beobachtet.

Diabetes mellitus Typ 1

Der unbehandelte Diabetes mellitus Typ 1 zeigt sich häufig mit Beschwerden wie Durst, häufigem Wasserlassen, Abgeschlagenheit, Bauchschmerzen, Gewichtsabnahme, Übelkeit und Erbrechen. Etwa 5 % aller Betroffenen mit Zöliakie haben einen Diabetes mellitus Typ 1. Meist geht die Diagnose des Diabetes der Diag-

Häufigkeit neuropsychiatrischer Erkrankungen bei Zöliakie

Störung	Häufigkeit
Depression	10,6 %
Epilepsie	3,5 %
Migräne	3 %
Angststörungen	2,6 %
Suizidalität	2 %
Karpaltunnelsyndrom	1,8 %

nose einer Zöliakie voraus. Treten die Beschwerden abgeschwächt auf, werden diese nicht selten auf die Diabeteserkrankung zurückgeführt und die Diagnose einer Zöliakie übersehen. Menschen mit Diabetes mellitus Typ 1 sollten daher, vor allem bei persistierenden Beschwerden trotz guter Blutzuckerkontrolle, unter der Insulintherapie, auf eine Zöliakie getestet werden.

Autoimmunhepatitis

Bei einer autoimmunen Leberentzündung (Autoimmunhepatitis) greift das Immunsystem die körpereigenen Leberzellen an. Folge ist eine Entzündungsreaktion in der Leber, die über Bindegewebsstadien (Fibrose) unbehandelt zu einer Leberzirrhose führen kann. Eine Autoimmunhepatitis wird häufig bei Zöliakie-Erkrankten beobachtet. Für die Praxis ergibt sich die Empfehlung, bei Menschen mit Zöliakie und unklar erhöhten Leberwerten hinsichtlich einer Autoimmunhepatitis weiter abzuklären. Die Diagnose ergibt sich aus einer speziellen Blutuntersuchung und einer mikroskopischen Untersuchung des Lebergewebes durch eine Leberbiopsie. Behandelt wird mit Kortison und einem immunmodulierenden Medikament (Azathioprin).

Schilddrüsenerkrankungen

Zu den autoimmun bedingten Schilddrüsenerkrankungen, die im Zusammenhang zur Zöliakie stehen, zählen der Morbus Basedow und die Autoimmunthyreoiditis Hashimoto. Studien zufolge haben bis zu 5 % aller Patient*innen mit Zöliakie eine Autoimmunschilddrüsenerkrankung oder entwickeln diese im Laufe ihres Lebens. Die Bestimmung des TSH-Werts im Blut gibt Aufschluss über die Schilddrüsenfunktion.

MORBUS BASEDOW: Beim Morbus Basedow bildet der Körper Antikörper gegen Teile der Schilddrüse (TSH-Rezeptor-Antikörper). Die Folge ist eine Schilddrüsenüberfunktion. Im Vordergrund stehen Beschwerden wie Gewichtsverlust, Herzrasen, Heißhunger, Nervosität und Durchfall. Bei einigen Betroffenen kann es zu einem Hervortreten der Augäpfel (Exophthalmus, endokrine Orbitopathie) kommen. Behandelt wird mit Medikamenten gegen die Überfunktion sowie mit Medikamenten, die den Herzschlag regulieren (β-Blocker). Führt dies nicht zu einer anhaltenden Normalisierung der Schilddrüsenfunktion, stehen spezielle Therapieverfahren wie eine Radiojodtherapie oder eine operative Entfernung der Schilddrüse zur Verfügung.

AUTOIMMUNTHYREOIDITIS HASHIMOTO: Bei der Autoimmunthyreoiditis Hashimoto betrachten Abwehrzellen (v. a. T-Lymphozyten) die Schilddrüse als fremd und greifen Schilddrüsenzellen an. Aufgrund der Beteiligung der T-Lymphozyten, wird diese Erkrankung auch als lymphozytäre Thyreoiditis bezeichnet. Früh kommt es zu einer milden Schilddrüsenüberfunktion. Im Laufe der Erkrankung zeigt sich meist eine Unterfunktion der Schilddrüse. Typische Beschwerden sind dadurch eine Gewichtszunahme, Frieren, Verstopfung, Antriebslosigkeit. Mitunter kommt es zu Haarausfall und zu einer Depression. Behandelt wird die Autoimmunthyreoiditis Hashimoto mit Medikamenten, die die fehlenden Schilddrüsenhormone ersetzen und damit zu einer normalen Schilddrüsenfunktion führen.

Gelenkerkrankungen

Die Zöliakie steht im Zusammenhang mit dem Auftreten einer Gelenkentzündung (Ar-

SOPHIE, 19 JAHRE

Mit 10 Jahren bekam ich die Diagnose einer Zöliakie

Anfangs war es zwar schwer, auf viele gewohnte Nahrungsmittel verzichten zu müssen, aber ich kam mit der glutenfreien Ernährung recht schnell gut zurecht. Nach einem Jahr waren bei mir die Zöliakie-Antikörper im Blut normal. Ab meinem 16. Lebensjahr hatte ich dann immer wieder große Probleme mit meinem Kreislauf. Ich hatte häufig Schwindel und Zusammenbrüche. Ich hatte viele Ausfälle in der Schule und es war eine richtig schwere Zeit für mich. Damit verbunden kam es bei mir zu einer Angststörung. Angst vor weiteren Zwischenfällen, weitere Schwäche anderen gegenüber zeigen zu müssen.

Meinen Eltern fiel nach einiger Zeit auf, dass mein Hals immer dicker wurde. Auch mein Puls war häufig sehr schnell. Mein damaliger Kinderarzt stellte über eine Blutuntersuchung die Diagnose einer Schilddrüsenüberfunktion und über Antikörper die Diagnose eines Morbus Basedow. Ich bekam Medikamente, die aber nicht gut halfen. Meine Schilddrüse wurde so groß, dass ich nach einiger Zeit aufgrund eines Kloßgefühls im Hals kaum noch richtig essen konnte. Häufiges Erbrechen kam hinzu. Aufgrund der riesigen Schilddrüse wurde mir eine Operation empfohlen. Mitten in der Corona-Zeit wurde mir dann die Schilddrüse entfernt. Wieder eine schwierige Zeit, denn meine Eltern durften nicht in die Klinik. Ich war ja nun mit 18 Jahren volljährig. So schwer es war, so habe ich auch das geschafft. Es dauerte eine weitere lange Zeit, bis die optimale Dosis der Schilddrüsenhormonersatztherapie gefunden wurde. Heute bin ich gut eingestellt und blicke wieder positiv nach vorn.

thritis). Diese tritt meist symmetrisch auf, d.h. es sind beispielsweise beide Kniegelenke gleichzeitig betroffen. Betroffen sind meist die großen Gelenke ohne strukturelle Veränderungen in Röntgenuntersuchungen. Eine glutenfreie Ernährung führt zum Verschwinden der Gelenkentzündung und zur Beschwerdefreiheit. Neuere Studien haben zudem ein erhöhtes Rheumarisiko bei an Zöliakie erkrankten Kindern nachgewiesen.

Hauterkrankungen

Die Zöliakie wird mit unterschiedlichen Hauterkrankungen in Zusammenhang gebracht. Allen voran die Dermatitis herpetiformis Duhring. Bei dieser Hauterkrankung kommt es zu einer Blasenbildung mit meist starkem Juckreiz. Bei allen Betroffenen kann eine Zöliakie festgestellt werden, sodass diese Erkrankung auch als Manifestation der Zöliakie an der Haut betrachtet wird.

Studien an über 4000 Menschen mit Glutenunverträglichkeit wies ein etwa dreifach erhöhtes Risiko für eine Neurodermitis (atopische Dermatitis) nach. Weitere Ursachen, die zur Entstehung einer Neurodermitis beitragen, sind Erbfaktoren, Stress und Umwelteinflüsse.

Bei einigen weiteren Hauterkrankungen wie Nesselsucht (Urtikaria), Schuppenflechte (Psoriasis), Weißfleckenkrankheit (Vitiligo), Körperhaarausfall (Alopezie) und Rosazea (chronisch entzündliche Erkrankung der Gesichtshaut) wurde eine Besserung der Beschwerden unter glutenfreier Ernährung beobachtet. Inwiefern aber eine gesicherte Verbindung zur Zöliakie besteht, ist derzeit nicht bewiesen.

Osteoporose

Zöliakie ist aufgrund der gestörten Kalziumaufnahme im Dünndarm eine Risikoerkrankung für die Entstehung einer Osteoporose. Eine glutenfreie Ernährung führt zu einer Rückbildung der Zottenatrophie und damit zu einer Verbesserung der Aufnahme von Nährstoffen. Dennoch sollten Zöliakie-Patient*innen auf eine ausreichende Kalziumzufuhr achten. Werden laktosehaltige Lebensmittel nicht gut vertragen, kann hier kalziumhaltiges Mineralwasser als Kalziumquelle dienen. In einer Studie von Stenson et al. 2005 konnte der Zusammenhang zwischen Höhe der Transglutaminase-Antikörper und einer verminderten Knochendichte bewiesen werden. Eine weitere Studie untersuchte 255 Frauen mit Osteoporose.[8] Bei 53 der 255 Frauen wurden positive Zöliakie-Antikörper im Blut nachgewiesen. Bemerkenswert: Eine symptomatische Zöliakie lag nicht vor. Die Höhe der Transglutaminase-Antikörper korrelierte mit der Schwere eines Vitamin-D-Mangels. Weitere neuere Studien untersuchten den Zusammenhang zwischen Zöliakie und der Knochenbeschaffenheit. Überwiegend bei Frauen ergab sich ein Zusammenhang zwischen Ausmaß der Zottenatrophie und einer Verminderung der Knochendichte in der Lendenwirbelsäule.[9]

Diagnostisch wird der Knochenmineralgehalt mittels Röntgen-Absorptionsmetrie (DEXA-Scan) gemessen. Andere Untersuchungsverfahren, wie die quantitative Computertomografie (QCT), können ebenfalls eingesetzt werden. Die gemessene Knochendichte wird als T-Score angegeben. Eine Osteoporose liegt ab einem T-Score von 2,5 vor.

Die Behandlung einer Osteoporose erfolgt medikamentös (z.B. Kalzium/Vitamin D, Bisphosphonate). Im Vordergrund stehen aber die Ernährungs- und Lebensgewohnheiten – auch zur Prävention einer Osteoporose. Die empfohlene Tagesdosis von 1000 mg Kalzium kann in der Regel über die Nahrungszufuhr sichergestellt werden.

Mikroskopische Kolitis

Die mikroskopische Kolitis ist eine chronisch entzündliche Erkrankung des Dickdarms, die mit wässrigen Durchfällen einhergeht. Weitere Symptome sind Bauchschmerzen und Stuhldrang. Häufig sind Frauen im mittleren Lebensabschnitt betroffen. In der Darmspiegelung sieht man eine normale Schleimhaut. Mikroskopisch kann die Entzündung bestätigt und zwischen den beiden Formen (lymphozytäre Kolitis, kollagene Kolitis) unterschieden werden. Behandelt wird mit einem vorwiegend lokal im Darm wirkenden Kortisonpräparat (Budesonid). Eine schwedische Studie hat 2023 einen Zusammenhang zwischen Zöliakie und einer mikroskopischen Kolitis herausgearbeitet.[10] Zöliakie-Patient*innen haben demnach auch im Laufe ihres Lebens ein erhöhtes Risiko, an einer mikroskopischen Kolitis zu erkranken.

Die Zöliakie ist »weiblich«

Direkte Vergleiche einer Zöliakie-Erkrankung bei Frauen und Männern ergaben einer neueren Studie zufolge, dass Frauen zum Zeitpunkt der Diagnose einer Zöliakie häufiger Zeichen einer Malabsorption zeigten.[11] Zudem litten Frauen länger unter Beschwerden als Männer. Weitere signifikante Unterschiede gab es in Bezug auf Dyspepsie, Übelkeit und Erbrechen sowie Verstopfung. Hier hatten Frauen ebenfalls die Nase vorne. Bei Diagnose einer Zöliakie wurde bei Frauen seltener Übergewicht beobachtet. Nach einer Beobachtungszeit von 30 Monaten ergaben sich für beide Geschlechter jedoch keine Unterschiede mehr.

Eine weitere Studie mit brasilianischen Frauen und Männern ergab, dass Frauen bei Erstdiagnose einer Zöliakie häufiger an Angststörungen, Depressionen, Übelkeit und Erbrechen litten.[12] Bei Männern wurden häufiger Fettstühle beobachtet. Beschwerden wie Durchfall, Bauchschmerz oder Gewichtsverlust ergaben keine Unterschiede bei beiden Geschlechtern. Einschränkend bleibt aber festzuhalten, dass bei dieser Studie doppelt so viele Frauen wie Männer (160 vs. 80) eingeschlossen wurden.

Eine dritte Studie aus dem Jahr 2018 ergab, dass Frauen zum Zeitpunkt der Diagnose einer Zöliakie häufiger Beschwerden wie Verstopfung und Blähungen haben.[13] Eine Blutarmut (Anämie) wurde ebenfalls häufiger bei Frauen festgestellt. Auch in dieser Studie waren mehr Frauen als Männer eingeschlossen (Verhältnis 1,85:1). Zudem scheint es so zu sein, dass v. a. bei jungen Frauen einige Autoimmunerkrankungen, die mit einer Zöliakie assoziiert sind (z. B. Autoimmunthyreoiditis Hashimoto), häufiger vorkommen.

Die Zöliakie ist »weiblich«. Frauen sind etwa doppelt so häufig wie Männer von dieser Erkrankung betroffen. Alle drei oben zitierten Studien ergaben im langfristigen Verlauf jedoch keine Unterschiede bezogen auf die Beschwerden unter einer glutenfreien Ernährung. Allerdings müssen bei Frauen einige geschlechtsspezifische gesundheitliche Probleme beachtet werden. Allen voran Osteoporose, Unfruchtbarkeit und Geburtskomplikationen.

Eine nicht erkannte Zöliakie bedeutet ein höheres Risiko für Unfruchtbarkeit, Fehlgeburten, intrauterine Wachstumsretardierung, angeborene Fehlbildungen, niedriges Geburtsgewicht und Frühgeburtlichkeit. Studien ergaben hier einen Zusammenhang der Interaktion von Gewebstransglutaminase-Antikörpern mit der Plazenta. Eine glutenfreie Diät verringert oben genannte Risiken.

Eine unbehandelte Zöliakie kann für verschiedene Fertilitätsstörungen bei Frauen verantwortlich sein. In diesem Zusammenhang ist auch die Endometriose[14] zu nennen. Ein rou-

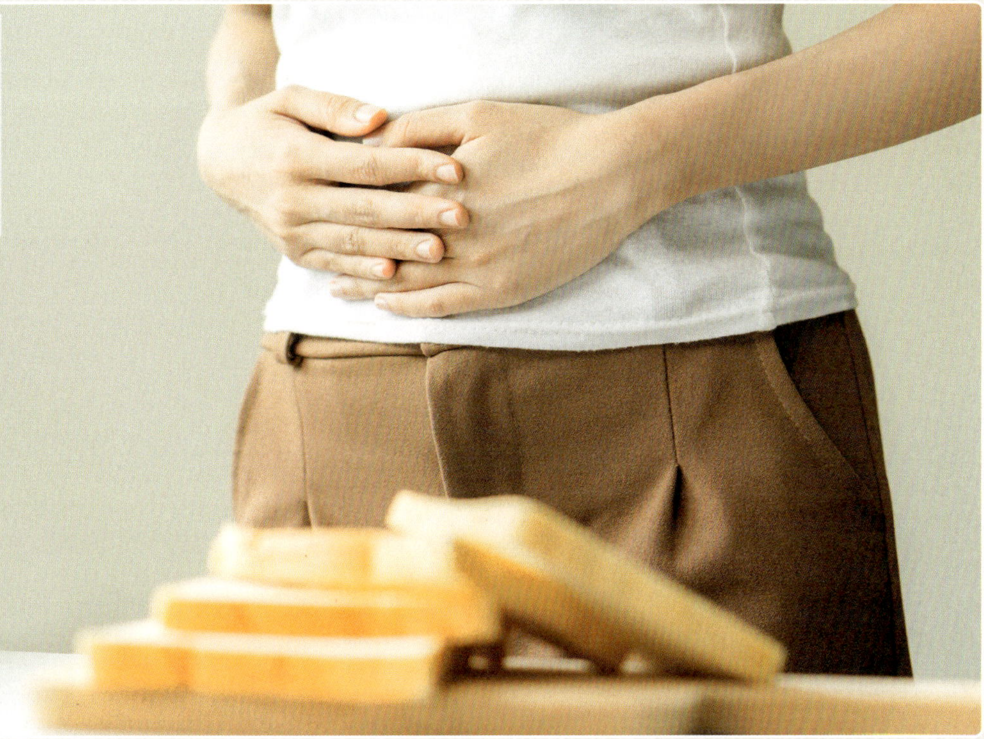

© KMPZZZ/stock.adobe.com

tinemäßiges Screening wird zwar nicht empfohlen, dennoch sollte eine Endometriose bei einer ungeklärten Infertilität in Einzelfällen gemeinsam mit dem Gynäkologen in Betracht gezogen werden. Bei Vorliegen einer Zöliakie oder einer Nicht-Zöliakie-Weizensensitivität (s. S. 98) ist eine konsequente glutenfreie Diät hilfreich bei der Behandlung.

Mehrere Studien mit ausschließlich Frauen ergaben beim Vergleich zwischen Frauen mit Zöliakie und gesunden Frauen, dass Frauen mit Zöliakie eine verminderte Festigkeit der Skelettknochen haben. Im Blut zeigten sich erniedrigte Kalziumwerte; dies auch bei normaler oder erhöhter Kalziumzufuhr. Dies deutet auf eine Malabsorption von Kalzium hin. Die Zöliakie-Leitlinie empfiehlt eine Kalziumaufnahme von 1000 mg/Tag.

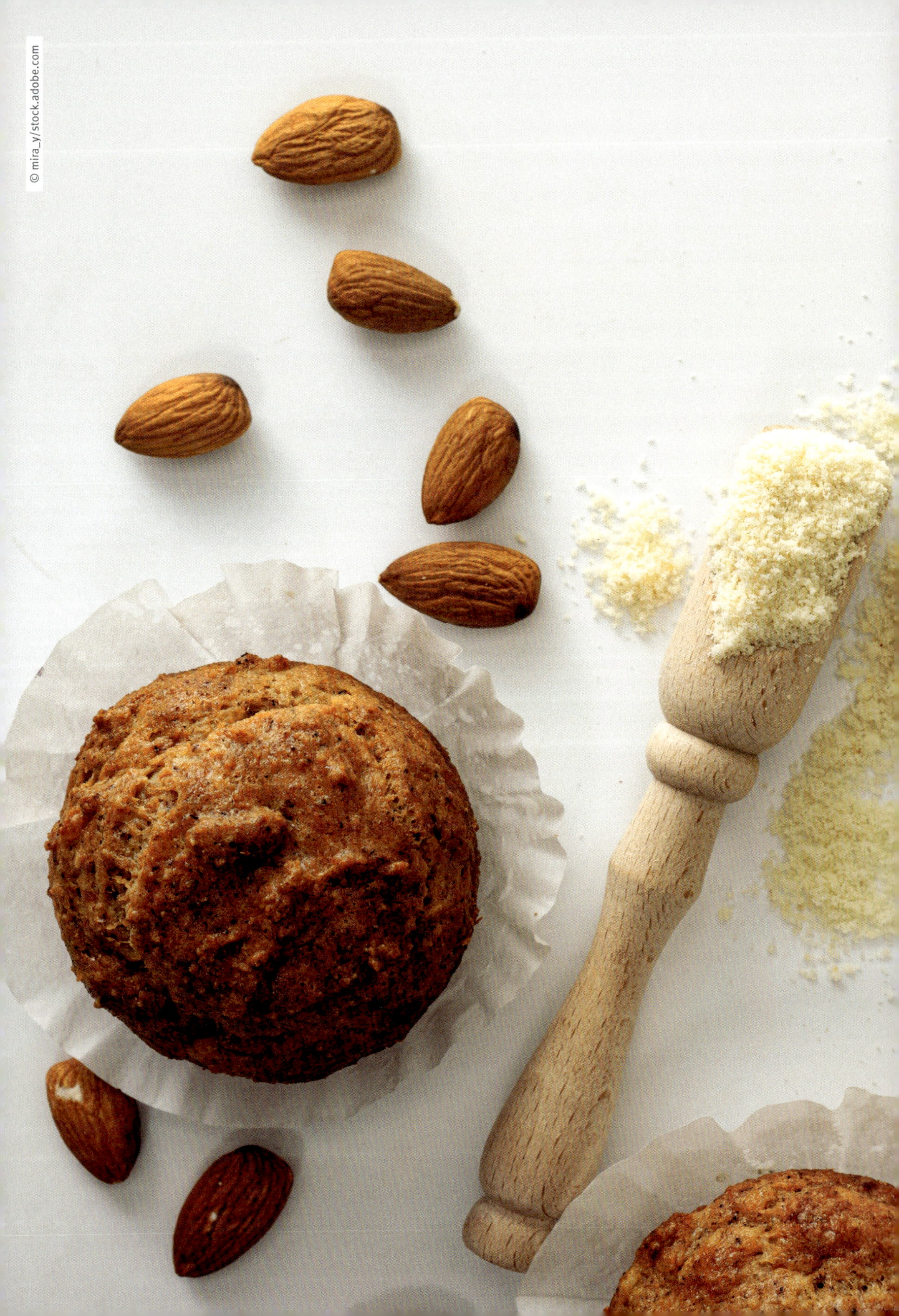
© mira_y/stock.adobe.com

Zöliakie: die Behandlung

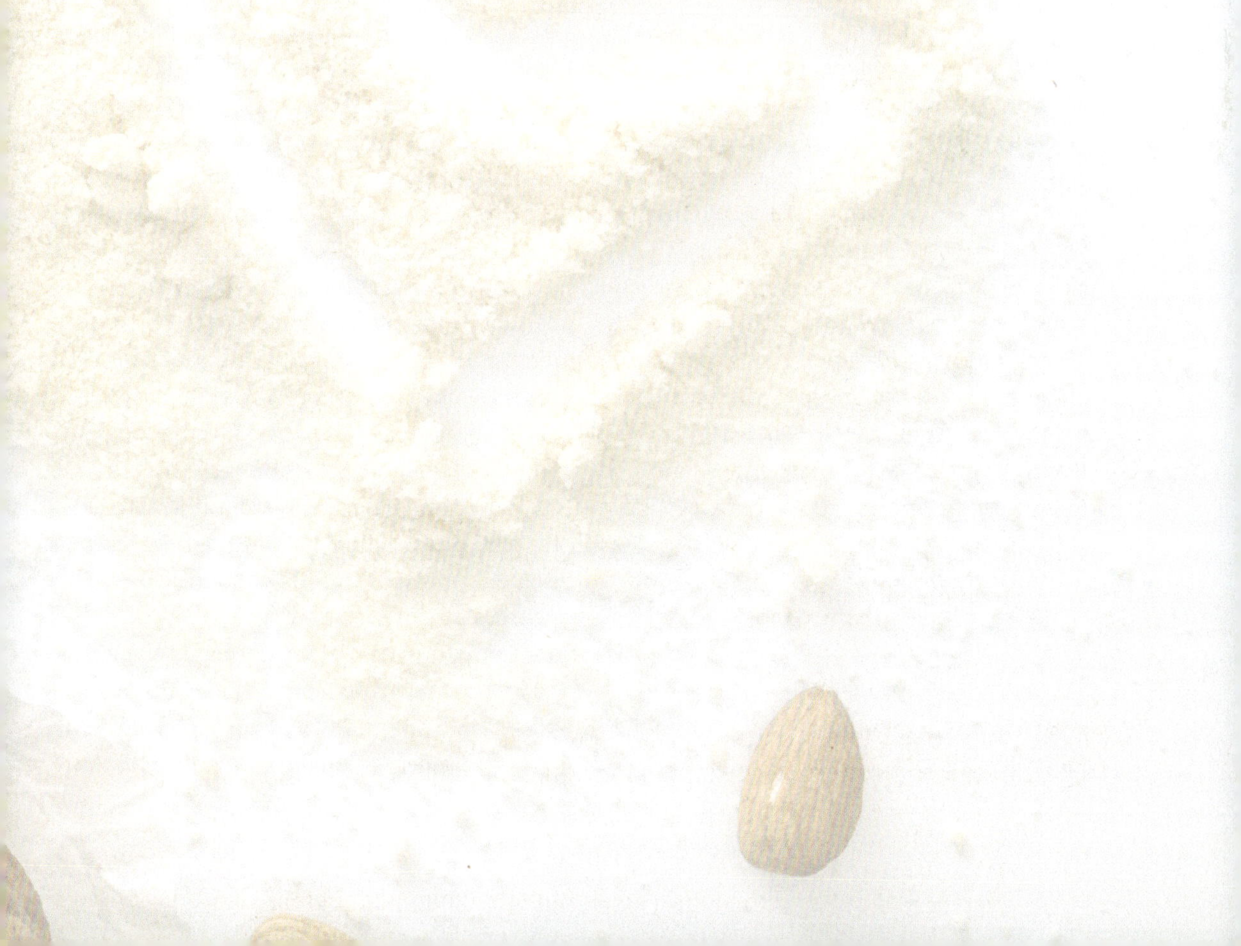

GLUTENFREIE ERNÄHRUNG

Eine strikte glutenfreie Ernährung bedeutet für viele Betroffene eine dramatische Änderung ihrer bisherigen Lebensgewohnheiten. Deshalb sollte eine glutenfreie Ernährung nicht ohne Grund und nur nach vorheriger ärztlicher Abklärung und nach einer professionellen Diätberatung begonnen werden. Bedeutete eine glutenfreie Ernährung noch vor vielen Jahren einen Verzicht auf viele Nahrungsmittel, so ist das Angebot an glutenfreien Lebensmitteln zwischenzeitlich stark gestiegen. Angesichts der Vielfalt an Angeboten ist heutzutage eine glutenfreie Ernährung problemlos möglich. Selbst die Reisebranche und Veranstalter haben sich in den letzten Jahren an die Anforderungen zunehmender Nahrungsmittelunverträglichkeiten angepasst.

Was ist erlaubt und was nicht?

Grundsätzlich glutenfreie Nahrungsmittel sind Fleisch, Fisch, Obst, Gemüse, Kartoffeln, Eier und Milch.

Bei der Zöliakie ist eine lebenslange glutenfreie Ernährung einzuhalten. Dies bedeutet Verzicht auf Lebensmittel mit Weizen, Roggen, Gerste, Dinkel, Grünkern, Triticale, Emmer, Urkorn, Einkorn sowie Kreuzungen und Hybridstämmen dieser Getreidearten. Couscous auf Weizenbasis, Bulgur und der in der vegetarischen Küche beliebte Fleischersatz Seitan müssen ebenfalls vom Speiseplan gestrichen werden.

Getreide wie Hirse, Mais, (Wild-)Reis werden gut vertragen, vorausgesetzt, dass eine Kontamination mit glutenhaltigen Getreidesorten ausgeschlossen ist. Dies ist vor allem bei Hafer ein häufiges Problem, weshalb Hafer in der glutenfreien Ernährung umstritten ist.

Bei einer glutenfreien Ernährung sollte die tägliche Glutenzufuhr unter 10 mg/Tag liegen. Dies entspricht in etwa 10 Brotkrümeln oder einem Drittel eines Brotcroutons.

Eine gute glutenfreie Ernährung ist eine ausgewogene Mischkost mit dem Ziel, einen Mikro- oder Makronährstoffmangel zu vermeiden. Bei niedrigen oder grenzwertigen Nährstoffspie-

WISSEN

Allergenkennzeichnung

Seit November 2005 gibt es eine für nahezu alle verpackten Lebensmittel verpflichtende Verordnung. Seit Dezember 2014 auch für unverpackte Produkte aus Bäckereien, Metzgereien und anderen Geschäften. Diese müssen die Zutaten ihrer Produkte, die häufig Allergien auslösen, in einer Zutatenliste benennen. Die 14 kennzeichnungspflichtigen Allergene sind unter anderem Soja, Ei, Milch, Nüsse und glutenhaltige Getreidesorten. Auch die namentliche Nennung ist vorgeschrieben – z. B. Weizen- oder Roggenmehl. Sind Stärke oder Malz verarbeitet, muss benannt werden, welcher Rohstoff verarbeitet wurde (z. B. Weizenstärke, Gerstenmalz). Bei Verwendung von Maisstärke genügt die Kennzeichnung »Stärke«. Aber: Die Kennzeichnung von Spuren eines Allergens ist nicht verpflichtend geregelt, sodass man trotzdem immer selbst wachsam sein muss.

geln ist eine entsprechende Supplementierung empfehlenswert. Zöliakie-Patient*innen mit gesicherter Diagnose sollten auch bei Beschwerdefreiheit eine glutenfreie Ernährung einhalten.

Was Sie zu Hafer wissen sollten

Hafer ist in der glutenfreien Ernährung immer noch umstritten, sein Einsatz wird kontrovers diskutiert. Dabei ist Hafer von Natur aus glutenfrei und wird von den meisten Zöliakie-Betroffenen gut vertragen. Aufgrund seines Nährwertprofils ist er für die an sich ballaststoffarme glutenfreie Ernährung grundsätzlich wertvoll.

Glutenfreie Haferprodukte sind in Deutschland mit dem Symbol der durchgestrichenen Ähre und dem Hinweis »Oats« gekennzeichnet (Abb. s. S. 74).

Bei handelsüblichem Hafer kommt es im Anbau und in der Lieferkette zu Verunreinigung durch glutenhaltige Getreidesorten. Zöliakie-Erkrankte sollen daher nur Haferprodukte verwenden, die mit Glutenfrei-Symbol gekennzeichnet sind. Damit ist gewährleistet, dass der Glutengehalt unter dem Grenzwert von 20 mg/kg liegt. Den Kontroversen in der Diskussion um den Einsatz von Hafer in der glutenfreien Ernährung liegt zugrunde, dass es keine Laborstandards zur Bestimmung des Aveninanteils (Gliadin des Hafers) gibt. Der Prolaminanteil ist gering (ca. 10–15 % geringer als bei Weizen), weshalb Hafer in der glutenfreien Ernährung meist gut vertragen wird. Dies haben Studien unter Verwendung geringer Mengen Hafer belegt. Bei guter Verträglichkeit kann die verzehrte Menge schrittweise erhöht werden.

Hafer ist reich an Ballaststoffen, Mineralstoffen (Eisen, Zink, Magnesium, Kupfer, Phosphor) und Vitaminen (B_1 und B_6). Der Fettgehalt beträgt 7 g je 100 g Hafer. Der Eiweißgehalt liegt bei ca. 13 g/100 g Hafer. Die positive Wirkung auf Stoffwechsel und Gesundheit wird dem in Hafer enthaltenen löslichen Ballaststoff β-Glucan zugeschrieben.

Nehmen Sie als glutenfrei gekennzeichneten Hafer erst bei Beschwerdefreiheit und nach Normalisierung der Zöliakie-Antikörper im Blut in Ihre Ernährung auf. Die verzehrte tägliche Menge sollte 50 mg nicht überschreiten. (Eine regelmäßige ärztliche Überwachung zur Überprüfung der Zöliakie-Antikörper und zur Erfassung eventueller Beschwerden wird empfohlen.)

Welche Getreide sind erlaubt?

Glutenfreie Getreidearten wie Reis, Mais, Hirse bzw. Teff (alte äthiopische Hirseart) können in der glutenfreien Küche bedenkenlos verwendet werden. Buchweizen ist zwar keine Getreideart, sondern ein Knöterichgewächs, ist aber ebenfalls glutenfrei. Verarbeitete Nahrungsmittel müssen sorgfältig anhand der Zutatenliste auf Gluten überprüft werden.

Glutenfreie Getreide

Reis ist eine glutenfreie Getreideart. Auch Reisnudeln können bedenkenlos konsumiert werden. Beliebt ist Reis als Beilage oder als Hauptgericht (z. B. Risotto, Sushi).

Wildreis zählt zu den Wassergräsern und ist mit Reis im engeren Sinne nicht verwandt. Wildreis ist glutenfrei und in der glutenfreien Küche bedenkenlos einsetzbar.

Mais, ob als Maisstärke, Polenta oder in Form zerstoßener Cornflakes als Paniermehlersatz, ist glutenfrei.

Hirse ist seit Jahrhunderten ein Grundnahrungsmittel und reich an Eisen. Auch diese Getreideart ist glutenfrei. Eine Sonderform stellt Teff, »Zwerghirse«, dar, die in Afrika vor allem zur Herstellung von Fladenbroten verwendet wird.

Glutenfreie Pseudogetreide

Buchweizen ist ein glutenfreies Knöterichgewächs mit recht kräftigem Geschmack. Daher ist Buchweizen sehr beliebt beim Backen.

Amaranth – auch »Inkakorn« genannt – ist ein Fuchsschwanzgewächs und glutenfrei. Die gelblichen Körner schmecken nussig-herb. Sein hoher Nährstoffgehalt macht Amaranth für die glutenfreie Küche interessant. Amaranth findet sich auch in manchen Müslis.

Quinoa gehört zu den Gänsefuchsgewächsen und ist ebenso wie Amaranth sehr nährstoffreich und glutenfrei. Genau wie Amaranth stammt Quinoa aus Mittel- bzw. Südamerika.

WEITERE GLUTENFREIE MEHLE:

- Erdmandelmehl
- Hanfmehl
- Kartoffelstärke
- Kastanienmehl
- Kichererbsenmehl
- Kochbananenmehl
- Kokosmehl
- Lupinenmehl
- Mungobohnenstärke
- Reisstärke
- Sojamehl
- Tapioka (hergestellt aus Maniokwurzel)
- Traubenkernmehl

Glutenfreie Ernährung im Alltag

Vorweggesagt, eine glutenfreie Ernährung muss einem buchstäblich keine »Bauchschmerzen« bereiten. Sie wird irgendwann normaler Alltag sein. Zu Beginn nach der Diagnose einer Zöliakie empfiehlt es sich, sich von einer professionellen Ernährungsberatung begleiten zu lassen.

Die glutenfreie Ernährung noch vor 20 Jahren bot zwar nicht die Vielfalt wie heute, dafür waren die Lebensmittel früher weniger stark verarbeitet und deren Nährstoff- und Ballaststoffgehalt um einiges besser. Geschmacklich waren die Nahrungsmittel recht eintönig und der hohe Preis zwang einen selbst an den Herd oder Backofen. Fortschritte in der Lebensmitteltechnologie haben zwischenzeitlich Textur und Geschmack dieser glutenfreien Lebensmittel

EMMA 20 JAHRE

Heute ist die glutenfreie Ernährung kein Problem mehr

Mit 13 Jahren hatte ich häufig nach dem Essen Bauchkrämpfe und Durchfall. Lange Zeit haben meine Eltern dies auf Schulstress zurückgeführt. Die Beschwerden häuften sich jedoch und ich nahm auch an Gewicht ab. Über eine Magenspiegelung, die mit einer Kurznarkose völlig schmerzfrei durchgeführt wurde, wurde dann die Diagnose einer Zöliakie gestellt. Anfänglich bereitete mir die Umstellung meiner Ernährung Probleme. Vieles was ich mochte, konnte ich nicht mehr essen. Pizza, McDonalds-Besuche – vieles wurde schwierig. Auf Kindergeburtstagen konnte ich nicht wie meine Freundinnen den leckeren Kuchen essen. Auch zu Hause mit meinen beiden Schwestern und Eltern änderte sich vieles. Sogar bei meinen Großeltern bekam ich einen eigenen Schrank in der Küche für meine glutenfreien Lebensmittel.

Beim Einkaufen mussten wir alles genau anschauen und hinsichtlich Glutengehalt überprüfen. Aber mit der Zeit bekam alles wieder seine Routine und heute ist die glutenfreie Ernährung auch dank des umfangreichen Online-Angebotes überhaupt kein Problem mehr. Mit der Zeit fand ich heraus, welches Brot, welche Nudeln etc. mir am besten schmecken. In der Küche bekam ich einen eigenen Toaster und einen eigenen kleinen Backofen. Gekocht wird immer in getrennten Töpfen. Es ist nach kurzer Zeit alles Routine geworden und eine Kontamination mit den glutenhaltigen Lebensmitteln geschieht zumindest nicht merklich. Bereits ein Jahr nach Beginn meiner glutenfreien Ernährung waren meine Antikörper im Blut negativ. Heute unterscheidet sich mein Leben im Vergleich zu der Vor-Zöliakie-Ära kaum noch. Darüber bin ich froh.

deutlich verbessert, jedoch auf Kosten der ernährungsphysiologischen Qualität.

So enthalten glutenfreie Lebensmittel häufig einen hohen Zucker- und Fettanteil, weniger Ballaststoffe und nicht selten problematische Inhalts- bzw. Hilfsstoffe. Schnell wird klar, »glutenfrei« bedeutet nicht zwangsläufig »gesünder«. Zu beachten gilt daher, Lebensmittel so natürlich und unverarbeitet wie möglich auszuwählen. Glutenfreie Fertigessen nach Möglichkeit meiden.

Die Küche anpassen: glutenfreie Zonen

Neben der richtigen Lebensmittelauswahl ist aber auch die glutenfreie Zubereitung in der heimischen Küche wichtig. Die eigene Küche sollte sorgsam überprüft werden und es macht einen großen Unterschied, ob im Haushalt auch Menschen ohne Zöliakie leben, oder Sie die Küche allein für sich haben. Alte Schneidebretter, Toaster oder Brotschneidemaschinen sollten ausgetauscht werden. Glutenfreie Lebensmittel sollten immer in einem eigenen, verschließba-

WISSEN

Tipps für die glutenfreie Speisenzubereitung

- Verwenden Sie einen eigenen verschließbaren Schrank für glutenfreie Lebensmittel.
- Tauschen Sie die Küchenutensilien aus Holz gegen glatte aus Kunststoff aus, wenn Sie diese für die glutenfreie Zubereitung verwenden wollen.
- Küchenhandtücher und Geschirrtücher können Glutenschleudern sein! Achten Sie daher auf getrennte Hand- und Geschirrtücher.
- Kochen Sie im Mischhaushalt mit abgedecktem Topf.
- Verwenden Sie separate Toaster, Brotschneidemaschine und Handrührgerät.
- Glutenfreie Backzutaten und Mehle sollten Sie in verschließbaren Plastikbehältern oder Dosen aufbewahren und ggf. kennzeichnen.
- Vorsicht mit Butter – diese ist häufig mit glutenhaltigen Krümeln kontaminiert. Das Gleiche gilt für Brotaufstriche.
- Daher besser: Eigene glutenfreie Butterdose, Marmeladengläser etc. verwenden
- Glutenhaltige Backwaren und Brot sollten nicht mit dem gleichen Messer geschnitten werden wie glutenfreie Backwaren.
- Kneten Sie Ihren glutenfreien Teig nicht auf der Küchenarbeitsplatte, sondern auf einem extra Glutenfrei-Backbrett.

ren Schrank aufbewahrt werden. Eine Kontamination mit anderen glutenhaltigen Lebensmitteln kann so weitgehend vermieden werden. Ein Backofen sollte nie gleichzeitig mit glutenfreien und glutenhaltigen Lebensmitteln befahren werden und das Backpapier nach dem Backen glutenhaltiger Nahrungsmittel weggeworfen werden. Auf dem Herd finden sich in einem »Mischhaushalt« immer zwei Töpfe mit jeweils separaten Koch- bzw. Rührlöffeln. Ein Topf für glutenhaltige Speisen, einer für das glutenfreie Essen. Bestenfalls verwendet man zudem Topfdeckel, damit es zu keiner Kontamination kommt. Zuerst glutenfreie Nudeln abgießen und in einer separaten Schüssel warmstellen, dann glutenhaltige Nudeln abgießen. Beim Braten in der Pfanne zuerst glutenfreies Essen zubereiten. Danach kann die gleiche Pfanne für glutenhaltige Speisen verwendet werden. Niemals in umgekehrter Reihenfolge die gleiche Pfanne verwenden. Alternativ nimmt man zwei Pfannen mit getrennten Rührlöffeln oder Wendern.

Was bedeutet, »kann Spuren von Gluten enthalten«?

Der Warn- bzw. Spurenhinweis »kann Spuren von Gluten enthalten« ist eine rein freiwillige Kennzeichnung ohne gesetzliche Vorgaben. Nicht ablesen lässt sich aus einer solchen Kennzeichnung, ob die jeweiligen Hersteller ein internes Qualitätsmanagement bzgl. Allergenkontrolle haben oder die Kennzeichnung nur als »Haftungsausschluss« angebracht wurde. Für den Endverbraucher weist diese Kennzeichnung nur auf eine mögliche Kontamination im Herstellungsprozess hin.

Angebracht wird dieser Hinweis häufig auf Produkten, die von Natur aus glutenfrei sind,

Übersicht über glutenfreie Lebensmittel

Lebensmittel	Bemerkungen
Fleisch und Fisch	Marinierter oder panierter Fisch oder solches Fleisch sind nicht geeignet Vorsicht bei Wurstwaren: Sie enthalten häufig Mehl zum Binden!
Pflanzenöle	Auch kaltgepresstes Weizenkeimöl ist glutenfrei, weil Gluten nur im Weizenkorn enthalten ist.
Obst und Gemüse	Es sollte naturbelassen sein.
Hülsenfrüchte (Linsen, Erbsen, Bohnen)	
Kräuter und Einzelgewürze	Kräuter können frisch oder tiefgefroren verwendet werden. Bei Gewürzen keine Mischungen verwenden.
Eier	
Zucker	
Nüsse und Samen (z. B. Sesam, Sonnenblumenkerne, Mohn, Leinsamen, Kürbiskerne)	Sie sollten unverarbeitet sein.
Honig, Sirup, Marmelade	
GETRÄNKE	
Wasser, Mineralwasser	
Kräutertee, Schwarzer Tee, Grüner Tee etc.	Der Tee sollte nicht aromatisiert sein.
Bohnenkaffee	Vorsicht: Instantkaffee ist nicht glutenfrei!
Fruchtsäfte	
Wein, klare Spirituosen	
MILCH UND MILCHPRODUKTE	
Naturkäsesorten wie Emmentaler, Gouda, Edamer, Tilsiter, Schafs- und Ziegenkäse	Der Käse sollte keinen bemehlten Rand haben. Vorsicht bei verarbeiteten Frischkäsezubereitungen oder Schmelzkäse.
Milch, Buttermilch, Kefir, naturbelassener Joghurt, Quark, Sauerrahm	Vorsicht bei Jogurt, Quark oder Dickmilch mit Fruchtzubereitung, »Müsli«, Knusperflocken etc.
Sahne, Butter, Butterschmalz, Margarine	
GLUTENFREIE VERDICKUNGS- UND BINDEMITTEL	
Johannisbrotkernmehl, Guarkernmehl, Pektin, Gelatine, Xanthan, indische Flohsamenschalen	

aber in Anlagen hergestellt werden, in denen auch glutenhaltige Lebensmittel verarbeitet werden. Die Grenzwerte für diesen Hinweis sind nicht einheitlich geregelt und können von Hersteller zu Hersteller variieren. Die meisten Menschen mit Zöliakie können Produkte mit der Kennzeichnung »kann Spuren von Gluten enthalten« ohne Probleme verzehren, da die tatsächliche Menge an Gluten in der Regel sehr gering ist. Dennoch sollten Einzelpersonen je nach ihrem individuellen Toleranzniveau vorsichtig sein. Wichtig zu beachten, die Bedeutung dieses Hinweises variiert stark von Land zu Land und von Hersteller zu Hersteller. Wenn Sie sich unsicher sind, ob ein Produkt für Ihre Ernährungsbedürfnisse geeignet ist, ist es ratsam, sich an den Hersteller zu wenden oder nach Produkten mit verlässlicher Glutenfrei-Kennzeichnung Ausschau zu halten.

Glutenfreie Ernährung unterwegs

Die Einhaltung einer glutenfreien Ernährung kann in Restaurants, im Urlaub oder bei geselligen Zusammenkünften eine Herausforderung sein.

EIN PAAR TIPPS KÖNNEN EINFACH HELFEN:

- Für den Hunger zwischendurch einen glutenfreien Snack (Apfel, glutenfreier Riegel) bereithalten.
- In Restaurants die Diagnose Zöliakie konkret ansprechen und nach glutenfreien Speisen fragen. Große Gefahr ist hier jedoch immer die Kontamination bei der Speisenzubereitung.
- Sprechen Sie im Restaurant von Gluten-Allergie anstelle von Glutenunverträglichkeit. Dem Begriff »Allergie« wird in der Regel mehr Bedrohlichkeit zugeschrieben als dem Begriff »Unverträglichkeit« – besonders von Menschen, die mit der Erkrankung Zöliakie nicht viel anfangen können.
- Bei Einladungen vorab nach dem Speiseplan fragen und auf die Diagnose Zöliakie hinweisen. Noch besser: Selbst glutenfreies Essen (z. B. einen Salat) mitbringen.
- Auf Reisen haltbare glutenfreie Brotportionen mitnehmen.

Die Zunahme von Nahrungsmittelunverträglichkeiten hat in den letzten Jahren dazu geführt, dass sich immer mehr Restaurants, Hotels, Fluggesellschaften und Reiseveranstalter auf die Bedürfnisse ihrer Gäste eingestellt haben. Das Angebot ist vielfältig. Selbst auf Kreuzfahrten (z. B. AIDA) gibt es hierzu bereits Angebote von glutenfreien Speisen.

Über die Deutsche Zöliakie-Gesellschaft sind Verzeichnisse von Gaststätten und Hotels erhältlich, die glutenfreie Speisen anbieten.

Dennoch bedarf eine Reise für Zöliakie-Betroffene einer gründlichen Vorbereitung, damit die glutenfreie Ernährung gerade auch im Ausland sicher funktioniert. Bei Hotelbuchungen oder Pauschalreisen sollte im Vorfeld konkret auf die Zöliakie hingewiesen werden. Am einfachsten ist es, sein glutenfreies Essen in einer eigenen Ferienwohnung selbst zuzubereiten. Hierfür ist es aber notwendig, einen eigenen Vorrat an Grundnahrungsmitteln (Mehl, Brot, Nudeln) mitzuführen, oder sich im Vorfeld einer Reise zu erkundigen, wo vor Ort glutenfreie Lebensmittel gekauft werden können.

Gibt es bei Reisen ein offenes Buffet, ist Vorsicht geboten. Das Kontaminationsrisiko ist erheblich und man kann nie sicher sein, wo das Besteck zum Selbstbedienen zuvor steckte.

Ein kleiner Trost zum Schluss: In vielen Ländern ist »gluten free« glücklicherweise kein Fremdwort mehr. In Schweden beispielsweise bieten McDonald's-Restaurants glutenfreie Hamburger an, wobei sicherlich ein erhebliches Kontaminationsrisiko bei der Zubereitung besteht.

▲ Offizielles und international anerkanntes Symbol für glutenfreie Lebensmittel der Deutschen Zöliakie-Gesellschaft e. V. (DZG) und Eingetragenes Warenzeichen der AOECS

WISSEN

Praktische Einkauftipps

- Kaufen Sie möglichst naturbelassene, wenig verarbeitete Lebensmittel.
- Meiden Sie hochverarbeitete Fertigmahlzeiten.
- Verpackte Lebensmittel sind geschützt vor einer Gluten-Kontamination. Im Gegensatz zu losen unverpackten Lebensmitteln müssen sie bzgl. Inhaltsstoffen gekennzeichnet sein.
- Lesen Sie aufmerksam die Inhaltsstoffliste bzw. die Kennzeichnung. Sind Sie unsicher, meiden Sie Unbekanntes lieber.
- Glutenfreie Produkte gehören im Supermarkt in ein eigenes Regal. Ist dies nicht der Fall, sollten Sie die Produkte lieber nicht kaufen. Sprechen Sie in diesem Fall das Marktpersonal an und bitten um eine entsprechende Trennung von glutenhaltigen und glutenfreien Produkten.

Anregungen zum Einkaufen

Glutenfrei sind Nahrungsmittel nach dem Codex Alimentarius der WHO (World Health Organization), wenn sie weniger als 20 mg Gluten/kg enthalten. Durch entsprechende Regelungen in der EU werden solche Nahrungsmittel mit dem Symbol der durchgestrichenen Ähre gekennzeichnet. Darauf sollte beim Einkauf besonders geachtet werden.

Auf Verpackungen finden sich jedoch auch andere Symbole. Nur das offizielle Glutenfrei-Zeichen garantiert, dass der Hersteller Qualitätsstandards der Überprüfung des Glutengehaltes einhält und für den Glutengrenzwert garantiert. Abarten dieses Symbols finden sich immer wieder. Dann Hände weg von diesen Waren. Die inoffiziellen Symbole unterscheiden sich oft in Bezug auf die abgebildete Ähre oder den geschwungenen Durchstrich.

Gluten kann sich hinter verschiedenen Begriffen wie Pflanzeneiweiß, Getreidemehl, Weizenprotein, Verdickungs- und/oder Backtriebmittel, Geliermittel oder Kleie verbergen.

Die Deutsche Zöliakie-Gesellschaft (DZG) bietet ihren Mitgliedern umfangreiche Lebensmittellisten, basierend auf Herstellerangaben. Diese erleichtern den Einkauf glutenfreier Nahrungsmittel. Auch laktosefeie Lebensmittel werden ausgewiesen. Zudem gibt es eine Liste glutenfreier Medikamente und Nahrungsergänzungsmittel.

GLUTENFREI KOCHEN UND BACKEN: REZEPTIDEEN

Glutenfrei zu backen kann eine Herausforderung sein und fordert zu Beginn Ihre Experimentierfreude, da Gluten eine wichtige Rolle bei der Struktur- und Elastizitätsbildung der Teige spielt. Reismehl ist eine beliebte glutenfreie Mehlsorte beim glutenfreien Backen und ersetzt das Weizenmehl. Andere glutenfreie Mehlsorten sind Buchweizen-, Mandel- und Kokosmehl. Um die Teigstruktur und die Elastizität zu verbessern, sind Bindemittel wie Xanthan, Mais- oder Kartoffelstärke, indische Flohsamenschalen oder Guarkernmehl notwendig. Damit gelingt Ihr glutenfreier Teig in nahezu gewohnter Qualität. Allerdings muss auch die hinzugefügte Flüssigkeitsmenge beachtet werden, denn glutenfreie Mehle binden meist mehr Flüssigkeit als Weizenmehl.

Vorsicht bei der Verwendung von Zutaten, die auf den ersten Blick kein Gluten enthalten: Vanillezucker, Backpulver, Trockenhefe, Bio-Frischhefe, Glasuren, Tortenguss, Sahnesteif, Schokostreusel, Deko-Zuckerartikel, Aromen – hier kann überall Gluten enthalten sein. Prüfen Sie vor dem Backen daher kritisch alle Zutaten!

Wie gefährlich ist Weizenstärke?

Weizenstärke ist nicht per se problematisch für Zöliakie-Betroffene, denn der Stärkekern des Weizenkorns enthält nur sehr wenig Eiweiß. Probleme können sich ergeben, je nachdem, wie viel Stärke verwendet wird und welche Qualität die Stärke hat.

Betrachten wir den Herstellungsprozess: Durch Auswaschen und Abzentrifugieren wird Gluten von der Stärke getrennt. Dennoch verbleiben Eiweißreste in der Stärke. Je häufiger der Reinigungsprozess wiederholt wird, desto reiner wird die Stärke. Fällt der Proteingehalt auf 0,5 % bzw. maximal 0,3 g/100 g Stärke, wird diese als

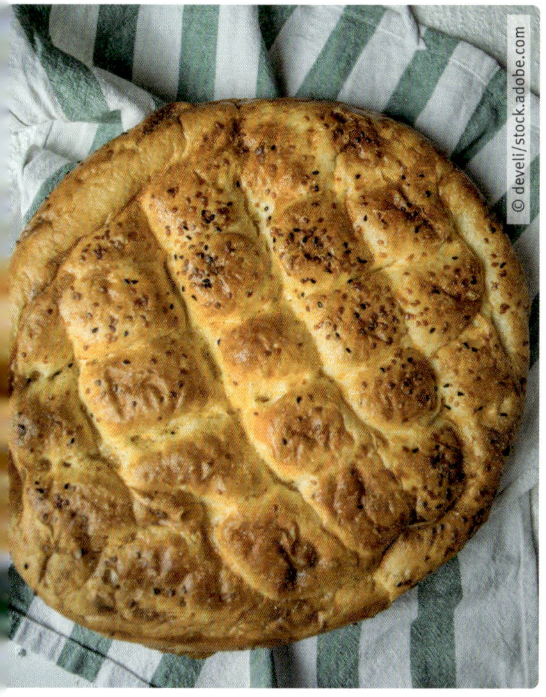

▲ Türkisches Fladenbrot

Prima-Stärke (A-Stärke) bezeichnet. Deren Verwendung ist für Zöliakie-Betroffene meist kein Problem. War der Reinigungsprozess nicht so gründlich, steigt der Proteingehalt rasch an. Diese Stärke wird dann als Sekunda-Stärke (B-Stärke) bezeichnet. Rasch wird hier eine Glutenmenge von 100 mg/100 g Stärke erreicht. Gemäß der Lebensmittelverordnung muss der Hersteller bei glutenhaltiger Stärke im Lebensmittel deren Herkunft angeben (z. B. Weizenstärke). Bei Verwendung von glutenfreier Stärke genügt die Angabe »Stärke«. Gleiches gilt für den Begriff »modifizierte Stärke«. Gibt es hier keinen weiteren Zusatz, bedeutet modifizierte Stärke gleichfalls glutenfreie Stärke.

Grundsätzlich gilt: Bemerken Sie Unverträglichkeiten, prüfen Sie die Inhaltsstoffe Ihrer Lebensmittel und verzichten Sie im Zweifel auch auf Weizenstärke.

Türkisches Fladenbrot

Für 1 Fladenbrot

15 MIN. + ETWA 1 STD. RUHEN + 25 MIN. BACKEN

300 g Mehlmix B (von Dr. Schär oder Mehl selbst mischen) **25 g** frische Hefe **½ TL** Salz **½ TL** Zucker **2 EL** Olivenöl **225 ml** Wasser, lauwarm • Sesamsamen oder türkischer Kümmel zum Bestreuen

MEHL SELBST MISCHEN:

170 g Reismehl **120 g** Kartoffelmehl **3 g** Xanthan **10 g** Inulin statt **200 ml** nur **150 ml** Wasser verwenden

Den Mehlmix mit Salz und Zucker vermischen. Das Olivenöl hinzufügen. Die Hefe in dem lauwarmen Wasser auflösen. Dann alle Zutaten gut vermischen, bis ein glatter Hefeteig entsteht.

Den Teig an einem warmen Ort auf das doppelte Volumen gehen lassen. Noch einmal durchkneten, dann zu einem Fladenbrot formen und auf ein mit Backpapier belegtes Blech legen. Mit einer Gabel mehrfach einstechen.

Den Fladen mit leicht angefeuchteten Händen abreiben und dann mit Sesamsamen oder schwarzem türkischem Kümmel bestreuen.

Wiederum 30 Min. gehen lassen. Dann im vorgeheizten Ofen etwa 25 Min. bei 200 Grad backen.

Quarkbrötchen

Für 12 Brötchen

5 MIN. + 15 MIN. BACKZEIT

250 g glutenfreies Mehl (z. B. Mix it! Universal von Schär oder Mehl selbst mischen) **1 Pck.** Backpulver **1 TL** Zucker **1 TL** Salz **250 g** Quark **150 ml** Milch

MEHL SELBST MISCHEN:

80 g Kartoffelmehl **80 g** Maismehl **80 g** Reismehl **2TL** Johannisbrotkernmehl **1 TL** Flohsamenschalen-Pulver

Den Backofen auf 200 Grad (Umluft 180 Grad) vorheizen. Mehl, Backpulver, Zucker und Salz vermischen. Quark und Milch dazugeben und verrühren.

Den Teig entweder in Silikon-Muffinförmchen oder in einem gut eingefetteten Muffinbackblech portionieren oder mit befeuchteten Händen zu Brötchen formen (verlaufen dann im Backofen jedoch ein wenig in die Breite).

Die Quarkbrötchen 15 Min. im Backofen backen. Anschließend herausnehmen und abkühlen lassen.

Apfeltorte

Für 12 Stück

30 MIN. + 40 MIN. BACKZEIT

600 g mürbe Äpfel (z. B. Cox Orange) **120 g** Butter **120 g** Rohrzucker **3 Eier** (Größe M) **200 g** Maismehl **2 TL** Backpulver · Sprudelwasser **1 EL** Puderzucker oder Calvados · Mandelblättchen

Äpfel schälen, vierteln und entkernen. Mit einer Gabel die runde Seite einritzen. Eine Springform mit Backpapier auslegen und den Rand einfetten. Den Backofen auf 175 Grad (Umluft 160 Grad) vorheizen.

Butter und Rohrzucker cremig rühren. Die Eier nacheinander zugeben. Maismehl und Backpulver mischen und unterrühren. Evtl. etwas Sprudelwasser zum Teig geben, bis dieser schwer reißend vom Löffel fällt.

Den Teig in die Form füllen, die Äpfel darauflegen und den Kuchen auf der unteren Schiene 40 Min. backen. Dann auf einem Kuchengitter abkühlen und vor dem Servieren mit Puderzucker bestäuben oder mit Calvados einstreichen und mit angerösteten Mandelblättchen bestreuen.

► Apfeltorte

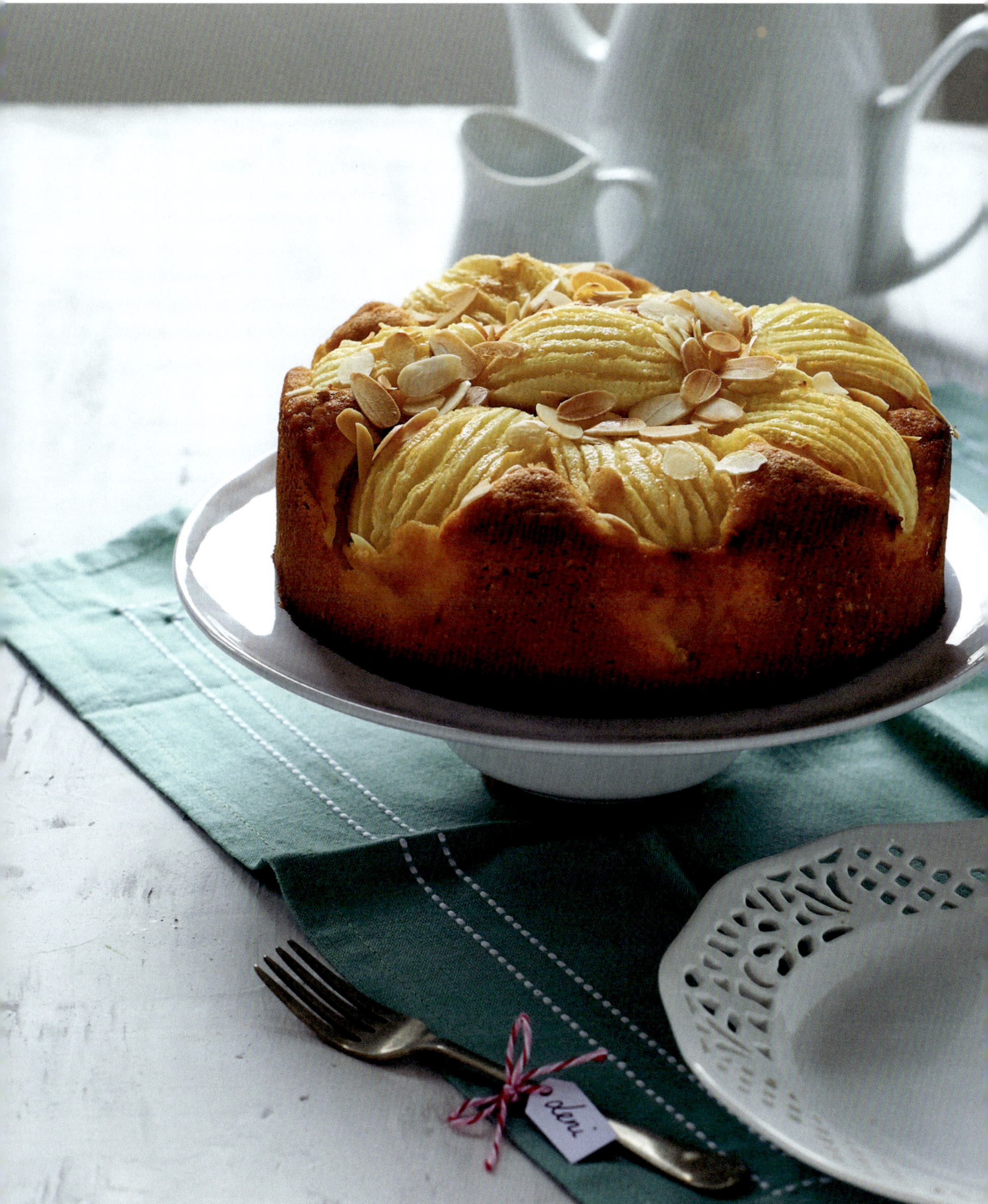

Quinoa-Schoko-Kekse

Für ca. 18 Kekse

CA. 15 MIN. + 20 MIN. RUHEZEIT + 12 MIN. BACKZEIT

120 g Quinoamehl ½ TL Backnatron 1½ TL Speisestärke ¼ TL Salz 200 g getrocknete Datteln 55 g Kokosöl 1 Ei 1 TL Vanillezucker 85 g Schokoladentröpfchen

Quinoamehl, Natron, Stärke und Salz in einer Schüssel mischen. Datteln im Mixer pürieren. Das Kokosöl dazugeben und kurz weitermixen. Dann das Ei und den Vanillezucker dazugeben und miteinander vermengen.

Trockene Zutaten hinzufügen und auf niedriger Stufe mixen, bis alles gut vermischt ist. Zum Schluss die Schokotröpfchen unterrühren. Den Teig in Frischhaltefolie wickeln und 20 Min. kühl stellen.

Den Backofen auf 180 Grad vorheizen. Ein Backblech mit Backpapier belegen. Jeweils 1 EL Teig zu einer Kugel formen und auf das Blech setzen, leicht flach drücken. 10–12 Min. backen.

Buchweizenwaffeln

Für etwa 10 Stück

CA. 30 MIN.

250 g Butter (plus etwas für das Waffeleisen) 4 Eier 180 g Zucker 1 Pck. Vanillezucker 250 g Buchweizenmehl etwas Milch oder kohlensäurehaltiges Mineralwasser

Die Butter schaumig rühren. Nach und nach Eier, Zucker, Vanillezucker, Buchweizenmehl und Milch oder Mineralwasser unterrühren, bis ein dickflüssiger Teig entsteht.

Das Waffeleisen fetten, anheizen und nach und nach etwa 10 Waffeln backen.

DAS PASST DAZU *Selbst gemachtes Obstmus – oder die Waffeln einfach mit etwas Zucker bestreuen.*

Buchweizenwaffeln

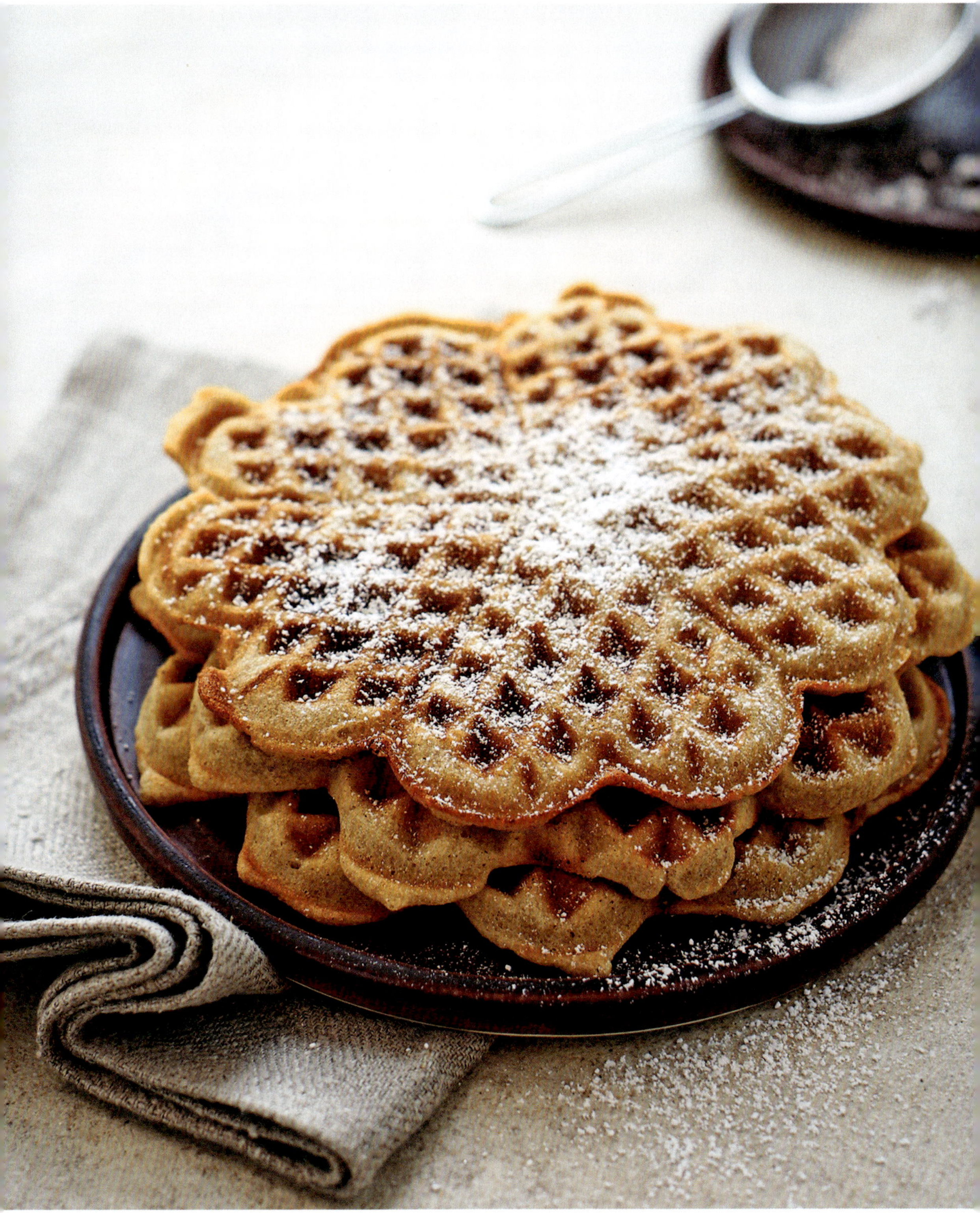

Pikantes Knabbergebäck

Für ½ Backblech – ergibt 20 Gebäckstückchen

15 MIN. + 12 MIN. BACKEN

160 g Mehlmix B (von Dr. Schär oder Mehl selbst mischen) **½ TL** Backpulver **½ TL** Trockenhefe **1 TL** Meersalz **1 EL** Kräuter der Provence **70 ml** Wasser, heiß **3 EL** Olivenöl · Sesam zum Bestreuen

MEHL SELBST MISCHEN:

80 g Reismehl **50 g** Maisstärke **30 g** Maismehl **2 g** Flohsamenschalen

Zuerst den Mehlmix, das Backpulver, die Trockenhefe, das Meersalz und die Kräuter der Provence eine kleine Schüssel geben und miteinander vermischen. Dann das Wasser und das Öl hinzufügen und mit der Hand zu einem Teig verkneten.

Auf einem mit Backpapier ausgelegten Backblech dünn ausrollen. Zuletzt mit Sesam bestreuen.

Dann den Teig waagrecht und senkrecht mit einem Messer durchschneiden, sodass kleine Rechtecke entstehen. Im vorgeheizten Backofen bei 230 Grad in rund 12 Min. goldbraun backen

Hirsebratlinge

4 Stück

40 MIN. + 10 MIN. GARZEIT

1 kleine Zwiebel **100 g** Hirse **200 ml** Gemüsebrühe **1** Karotte **2 EL** Quark **2–4 EL** Hirseflocken · Salz · Pfeffer, frisch gemahlen · gehackte Kräuter · Hefeflocken

Zwiebel abziehen und sehr fein würfeln. Hirse und die Zwiebelwürfel 10 Min. in der Gemüsebrühe kochen und weitere 20 Min. ohne weitere Wärmezufuhr ausquellen lassen.

Die Karotte abspülen und fein reiben. Quark, Karottenraspel und die Hirseflocken unter die ausgekühlte Hirse mischen. Den Teig mit den Gewürzen abschmecken und die Kräuter unterrühren. Mit nassen Händen 4 Bratlinge formen und in heißem Fett goldgelb braten.

▶ **VARIANTE** *Die Hirsebratlinge mit einer Tomatenscheibe und einer Scheibe Käse belegen und im Backofen überbacken. Dazu schmeckt frischer Blattsalat.*

▶ Hirsebratlinge

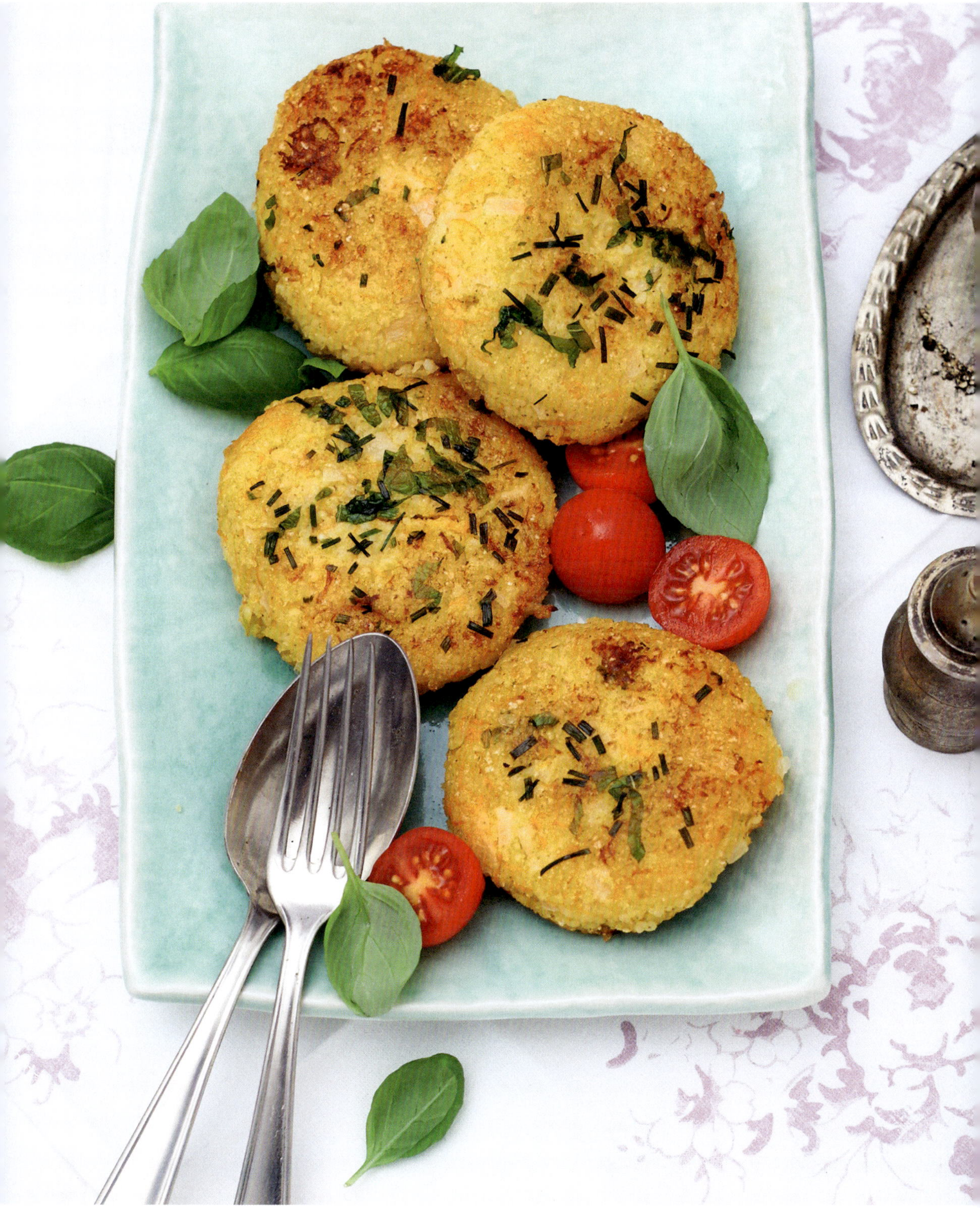

Kartoffelbrot

Für eine Kastenform (750 ml) – ergibt 20 Scheiben

15 MIN. + 30 MIN. RUHEN + 50 MIN. BACKEN

400 g Kartoffeln, festkochend **100 ml** Wasser, kochend **400 g** Mehlmix B (von Dr. Schär oder Mehl selbst mischen) **1 Pck.** Trockenhefe **3 TL** Salz **25 g** Leinsamen **1** Ei

MEHL SELBST MISCHEN:

200 g Maisstärke **150 g** Reismehl **50 g** Kartoffelmehl **3 g** Flohsamenschalen

Kartoffeln schälen, waschen, abtropfen lassen und fein reiben. Die geriebenen Kartoffeln mit 100 ml kochendem Wasser überbrühen.

Mehlmix mit Trockenhefe, Salz und Leinsamen in eine Schüssel geben und vermischen. Die Kartoffelmasse und das Ei hinzufügen. Teig gut durchkneten und zugedeckt an einem warmen Ort mindestens 30 Min. gehen lassen. Ofen auf 225 Grad vorheizen.

Dann den Kartoffelteig in eine gut eingefettete Kastenform füllen und in den Ofen schieben. Das Kartoffelbrot auf der mittleren Schiene ca. 20 Min. bei 225 Grad backen.

Dann die Temperatur auf 200 Grad herunterschalten und weitere 30 Min. backen.

Gnocchi

Für 6 Personen

15 MIN. + 25 MIN. GARZEIT

600 g Kartoffeln (mehlig kochend) **½ TL** Salz **120 g** Hirsemehl · Salz · Muskatnuss **4 EL** Butter

Kartoffeln in der Schale im Salzwasser kochen. Noch heiß pellen und durch eine Kartoffelpresse drücken. Kurz abkühlen lassen und mit Hirsemehl verkneten, bis der Teig nicht mehr klebt. Den Teig mit Salz und etwas Muskat würzen.

Die Arbeitsfläche mit etwas Kartoffel- oder Hirsemehl bestreuen und darauf 2 cm dicke Teigrollen formen. Die Rollen in 3 cm breite Abschnitte teilen. Den Teig über die Spitzen einer Gabel rollen und dabei leicht flach drücken.

Die Gnocchi portionsweise so lange in Salzwasser garen (etwa 2 Min.), bis sie an der Oberfläche schwimmen. Die Gnocchi mit einem Schaumlöffel aus dem Wasser heben und kalt abschrecken. Portionsweise in heißer Butter schwenken und sofort servieren.

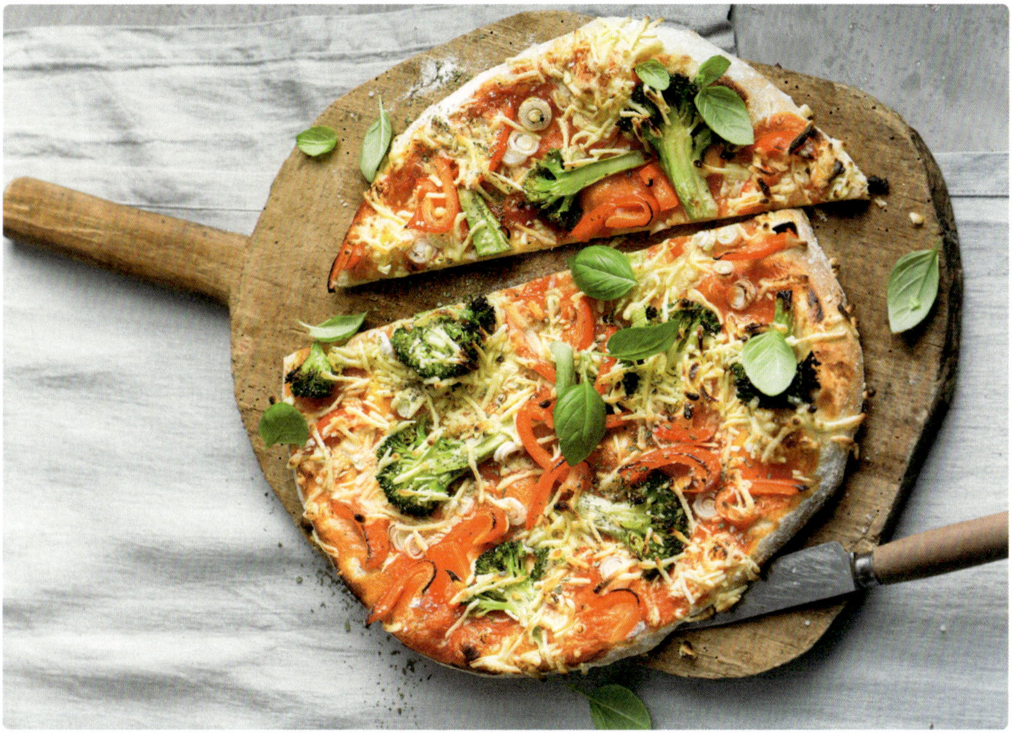

Pizza

Für 1 Person

15 MIN. + 30 MIN. RUHEN + 15 MIN. BACKEN

200 g Mehlmix B (von Dr. Schär) **1 Prise** Salz **1 EL** Olivenöl **150 ml** Wasser, lauwarm **10 g** Hefe, frisch **20 g** Tomatenmark **2 EL** Olivenöl, Kräutersalz **3–4 Stängel** Basilikum **1** Knoblauchzehe **70 g** Emmentaler, gerieben

MEHL SELBST MISCHEN:

100 g Kartoffelmehl **50 g** Maismehl **50 g** Reismehl **20 g** Kartoffelflocken **3 g** Flohsamenschalen **1 g** Xanthan, statt **170 ml** jetzt **200 ml** Wasser

Mehlmix, Öl und Salz mischen. Die Hefe in dem lauwarmen Wasser lösen und dazugeben. So lange verrühren, bis ein glatter Teig entsteht. 30 Min. an einem warmen Ort gehen lassen.

In der Zwischenzeit das Tomatenmark mit Olivenöl verrühren und mit Kräutersalz würzen. Das frische Basilikum waschen und klein hacken. Die Knoblauchzehe schälen und in kleine Würfel schneiden.

Den Hefeteig auf ein mit Backpapier belegtes Backblech legen und ausrollen. Mit dem öligen Tomatenmark bestreichen, mit Knoblauch und Basilikum bestreuen und zuletzt mit geriebenem Käse belegen. Pizza bei 200 Grad 15 Min. backen.

▶ **VARIANTE** *Die Pizza nach Belieben mit Gemüse oder anderen verträglichen Zutaten belegen, z.B. Paprika und Brokkoli.*

Selbst gemachte Spätzle

Für max. 8 Personen

45 MIN. + 15 MIN. KOCHZEIT

400 g glutenfreies Mehl (z. B. Schär Mehlmix B) **100 g** Polenta **2 EL** Öl **1 TL** Salz **8** Eier (bei kleinen Eiern **10 Stück**) Wasser nach Bedarf

Alle Zutaten gut verrühren, bis der Spätzleteig eine Konsistenz wie fester Rührteig hat. Bei Bedarf weiter Wasser zugeben, bis ein gut durch die Nudelpresse pressbarer Teig entsteht. 30 Min. ruhen lassen.

Spätzleteig portionsweise durch die Nudelpresse in kochendes Salzwasser geben. Oben schwimmende Spätzle sind fertig und können abgeschöpft werden.

Serviettenknödel

Für 3 Personen

40 MIN. + 40 MIN. KOCHZEIT

1 große Gemüsezwiebel **2 Semmeln** (z. B. helle Brötchen von Schär) **70 g** Butter **250 ml** Milch **250 g** glutenfreie Semmelwürfel (z. B. von Leimer) **6** Eier **6 Stängel** Petersilie • Salz • schwarzer Pfeffer • frisch geriebene Muskatnuss • Alu- und Klarsichtfolie

Zwiebel schälen und fein würfeln. Die glutenfreien Brötchen in ca. 1 cm große Würfel schneiden. In einer Pfanne ca. 40 g Butter schmelzen. Darin die Brötchenwürfel goldbraun anbraten und herausnehmen. Die restliche Butter schmelzen und die Zwiebelwürfel glasig dünsten.

In einer großen Schüssel die Semmelwürfel mit lauwarmer Milch übergießen. Zwiebel, Eier und die angebratenen Brötchenwürfel dazugeben. Nicht mischen. 20 Min. ruhen lassen.

Gehackte Petersilie zur Knödelmasse geben. Mit Salz, Pfeffer und Muskatnuss würzen. Alles gut vermengen. 3 Stück Alufolie mit je einem gleich großen Stück Frischhaltefolie vorbereiten. Ein Drittel der Knödelmasse auf ein Stück Klarsichtfolie geben und zu einem großen Bonbon aufrollen. Dann in die Alufolie wickeln. Die Enden gut verschließen. Das Ganze dann noch zweimal wiederholen, bis der Teig aufgebraucht ist.

In einem großen Topf Salzwasser zum Kochen bringen. Knödel einlegen und 20 Minuten kochen, anschließend 20 Minuten ziehen lassen. Die fertigen Knödel auspacken und in Scheiben schneiden.

AKTUELLES AUS DER FORSCHUNG

Viele Zöliakie-Betroffene wünschen sich eine medikamentöse Therapiemöglichkeit ihrer Erkrankung. Wenigstens ein Medikament, mit dem kleinere aufgenommene Glutenmengen besser verträglich werden. Derzeit einzige Therapiemöglichkeit einer bestätigten Zöliakie ist jedoch nur eine strikte und lebenslange glutenfreie Ernährung. Aus der Betrachtung der immunologischen Zusammenhänge (s. S. 36) ergeben sich jedoch einige vielversprechende, auch medikamentöse Therapieansätze, die derzeit Gegenstand zahlreicher Forschungsarbeiten sind. Aktuell am vielversprechendsten scheint der Transglutaminase-2-Hemmer ZED1227 zu sein.

Studienphasen der Medikamentenentwicklung

Phase	Bemerkungen
Phase I: Studie mit (wenigen) Gesunden	Erprobung eines Wirkstoffes an gesunden Freiwilligen. Untersucht werden Aufnahme und Abbau des Wirkstoffes sowie dessen optimale Dosis.
Phase II: Studie mit wenigen Erkrankten	Auf Basis der Ergebnisse aus Phase I wird der Wirkstoff an freiwilligen Erkrankten erprobt. Wirkvergleich mit Scheinmedikament (Plazebo), Untersuchung hinsichtlich Nebenwirkungen.
Phase III: Studie mit vielen Erkrankten	Untersuchung des Wirkstoffes an einer großen Anzahl an freiwilligen Erkrankten. Seltene Nebenwirkungen werden besser erfasst.
Begutachtung der Zulassungsbehörde	Experten überprüfen die Studienergebnisse. Nach Zulassung kann der Wirkstoff nun verordnet werden.
Phase IV: Studien nach der Zulassung	Weitere Studien überprüfen die Interaktion mit anderen Medikamenten und untersuchen ggf. weitere Anwendungsgebiete des Wirkstoffes.

Endopeptidasen – glutenspaltende Enzyme

Aufgenommene Prolaminpeptide können durch Bindung oder Enzymabbau »neutralisiert« werden. Zur Bindung von Prolaminpeptiden wurden Versuche unternommen, Getreideprolamine mit einem Polymer gezielt zu binden und damit ungefährlich zu machen. Eine Studie aus dem Jahr 2012 zeigte, dass mit einem bestimmten Polymer, namens poly-(hydroxyethyl-methacrylat-co-styrene-)sulfonate, die Immunantwort auf Gluten im Tierversuch und in isoliertem menschlichem Gewebe abgeschwächt werden konnte.[15] Ein für Betroffene anwendbares Medikament mit diesem Ansatz, Gluten durch Bindung der Verdauung zu entziehen, wurde bislang nicht entwickelt.

Gluten und Prolamine anderer Getreidesorten werden im Darm nur ungenügend abgebaut und bleiben damit immunologisch wirksam. Die Idee, das fehlende Abbauenzym als Medikament zu geben, liegt also nahe. Das Prinzip hat sich bewährt: Menschen mit Laktoseintoleranz können die zur Aufspaltung erforderliche Laktase als Tablette einnehmen. Betroffene mit Bauchspeicheldrüsenschwäche können zur Verbesserung der Fettverdauung Elastase einnehmen. Geeignete Enzyme bei der Zöliakie sind Prolyl-Endopeptidasen (PEP). Diese kommen natürlich in manchen Pilzen (Aspergillus niger, Sphingomonas capsulata) oder Bakterien (Favobacterium meningosepticum, Myxococcus) vor. Studien, die die schleimhautschützende Wirkung der PEP untersuchten, kamen jedoch zu sehr unterschiedlichen Ergebnissen. Eine wirkliche Behandlungsmöglichkeit kam bislang im Alltag nicht an.

Eine im Jahr 2022 veröffentlichte Phase-II-Studie aus den USA mit der Endopeptidase Latiglutase verlief sehr erfolgreich.[16] In dieser Studie erhielten Zöliakie-Patient*innen eine Glutenexposition (2 g/Tag) für 6 Wochen und zugleich Plazebo (Scheinmedikament ohne Wirkung) oder den Wirkstoff IMGX003 (1200 mg). IMGX003 ist eine Endopeptidase (Latiglutase), die Gluten abbaut. Im Vergleich zu Plazebo konnte eine Verringerung der Schleimhautschädigung und der Beschwerden erreicht werden. Durch Messung von GIP (glutenimmunogenem Peptid) im Urin wurde zudem gezeigt, dass durch IMGX003 etwa 95 % des aufgenommenen Glutens bereits im Magen abgebaut worden war.

Ältere Arbeiten, die in der Tabelle zusammengefasst sind, erbrachten nicht so eindeutig positive Ergebnisse, allerdings war die Studien-

Unterschiedliche Endopeptidasen und Glutenbelastungen

Endopeptidase	Glutenbelastung	Ergebnis
bakterielle PEP	5 g über 14 Tage	Verbesserung der Fettverdauung
ALV003	16 g über 3 Tage	keine Symptombesserung
AN-PEP	7 g über 14 Tage	keine Verschlechterung unter Plazebo, Studienziel nicht erreicht
ALV003	2 g über 6 Wochen	keine wesentliche Besserung der Schleimhautschädigung oder der Antikörperhöhe; unter Plazebo-Gabe Verschlechterung
ALV003	keine, Studiendauer 12 Wochen	keine Besserung der Biopsie- oder Blutergebnisse, jedoch Symptombesserung

PEP: Prolyl-Endopeptidase
ALV003: Gersten-Cysteinendoprotease + Sphingomonas-capsulata-PEP
AN-PEP: Aspergillus-niger-Prolyl-Endopeptidase

dauer meist kurz und die Patientengruppen nur klein, sodass sich keine belastbaren Ergebnisse zeigten.

Käuflich zu erwerben sind zunehmend Enzympräparate, die den Glutenabbau unterstützen sollen. Diese enthalten meistens das Enzym Dipeptidyl-Peptidase IV (DPPIV) oder sind auf Basis des Pilzes Aspergillus oryzae hergestellt. Für eine optimale Bindung an HLA-DQ2/8 sollten die deamidierten Gliadinreste aus mindestens neun Aminosäuren bestehen. Enzyme, die Gluten in noch kleinere Reste zerlegen, könnten die krank machenden Eigenschaften dieser Gliadinreste praktisch zerstören. Soweit die zugegebenermaßen gute Idee. In vitro, also im Reagenzglas, scheint das auch zu funktionieren. Nun muss man jedoch wissen, dass die eingangs erwähnten Enzyme optimal bei einem pH-Wert von 7–8 arbeiten. Bekanntlich ist der Magensaft sauer und Pepsin im Magen verdaut diese Enzyme effektiv. Somit ist kaum vorstellbar, dass solche Enzympräparate im menschlichen Körper wirksam sind. Belastbare wissenschaftliche Beweise zum Nutzen und zur Wirksamkeit bei Zöliakie-Patient*innen liegen zudem nicht vor.[17] Solche Präparate können daher nicht empfohlen werden.

Stabilisierung der Darmwanddurchlässigkeit

Eine vermehrte Durchlässigkeit der Dünndarmwand ist bei Zöliakie eine entscheidende Grundlage für die immunologische Reaktion. Ursache hierfür ist, dass das Darmepithel von Zöliakie-Betroffenen ein Protein – das Zonulin – freisetzt. Zonulin weicht, bildlich gesprochen, die engen Zell-Zell-Verbindung der Schleimhaut (Tight Junctions) auf und macht die Darmwand durchlässiger (s. S. 31). Je stärker der Schleimhautschaden, desto größer die Durchlässigkeit für krank machende Prolaminpeptide, die dann unterhalb der Schleimhaut immunologisch die Entzündung bei Zöliakie weiter verstärken. Als therapeutische Strategie zur Verringerung der Barrierestörung wurde ein »Zonulin-Blocker« (AT-1001, Larazotid) entwickelt. Schwerwiegende Nebenwirkungen der Behandlung wurden in Studien zwar nicht beobachtet, Magen-Darm-Beschwerden schienen sich unter der Therapie zu verbessern, aber schlussendlich ergab sich keine klare anhaltende Wirksamkeit von Larazotid.[18,19] In der täglichen Praxis kam dieses Therapiekonzept ebenfalls bislang nicht an.

Hemmung der Gewebstransglutaminase-2

In der Krankheitsentstehung der Zöliakie spielt die Umwandlung von Gluten in Gliadinreste durch das Enzym Gewebstransglutaminase-2 eine entscheidende Rolle. Erst durch Gewebstransglutaminase verändertes Gluten verursacht die Immunreaktion in der Dünndarmwand, vermittelt durch die Aktivierung von T-Lymphozyten. Nachfolgend kommt es zu einer zunehmenden Schleimhautschädigung. Eine Hemmung der Gewebstransglutaminase-2 ist daher ein sehr vielversprechender Therapieansatz – vermutlich der aktuell vielversprechendste – und wird zurzeit noch in weiteren Studien untersucht.

Bereits vor vielen Jahren wurden solche Transglutaminase-Hemmer untersucht. Das Problem: Die Gewebstransglutaminase-2 gehört zu einer Familie von etwa 8 Transglutaminasen mit u. a. Auswirkungen auf die Blutgerinnung und die Wundheilung. Frühere Transglutaminase-Hemmer wirkten auf mehrere Transglutaminasen gleichzeitig. Erst die Entwicklung eines selektiven Transglutaminase-2-Hemmstoffs

(ZED1227) mit einer sehr großen Affinität zur Gewebstransglutaminse-2 rückte dieses Therapiekonzept wieder ins Rampenlicht.

Eine im Jahr 2021 publizierte Phase-IIa-Studie hat gezeigt, dass ZED1227 während einer sechswöchigen Glutenaufnahme über drei Dosisgruppen (10 mg, 50 mg, 100 mg) hinweg sowohl die Dünndarmschleimhaut schützt als auch Symptome günstig beeinflusst.[20] Besonders in der Therapiegruppe mit 100 mg ZED1227 ergab sich eine nachweisbare Verbesserung Zöliakie-vermittelter Beschwerden und vor allem der Lebensqualität. Der Wirkstoff erwies sich zudem als sicher und gut verträglich. Aktuell läuft zu ZED1227 eine Phase-IIb-Studie, das heißt, hier wird nun nach der optimalen Wirkdosis gesucht. Zum Zeitpunkt der Bucherstellung gab es über die DZG einen Aufruf zur Studienteilnahme für Zöliakie-Patient*innen. Letztlich spannend abzuwarten sind die Ergebnisse der darauf vermutlich folgenden Phase-III-Prüfung. Mit etwas Optimismus könnte dann absehbar das erste Zöliakie-Medikament in der Verordnungspraxis für ausgewählte Zöliakie-Patient*innen zur Verfügung stehen.

Hemmung entzündungsfördernder Botenstoffe (Zytokine)

Im Fokus steht der Botenstoff Interleukin-15. Die Schlüsselrolle von IL-15 bei der Entstehung und Aufrechterhaltung vor allem der refraktären Zöliakie ist wissenschaftlich belegt. Beim EATL (Enteropathie-assoziierten T-Zell-Lymphom, s. S. 54) fördert gerade IL-15 die Ausbreitung der bösartigen T-Zellen. Nicht zuletzt deshalb wäre die IL-15-Hemmung ein weiterer attraktiver Therapieansatz bei ausgewählten Betroffenen. Die Wirksamkeit von entsprechenden Medikamenten (z. B. Januskinase-Hemmer wie Tofacitinib oder Upadacitinib) ist bei anderen chronisch entzündlichen Erkrankungen, wie beispielsweise chronisch entzündlichen Darmerkrankungen oder rheumatoider Arthritis, bereits belegt und die Medikamente zugelassen. Daten zur Zöliakie liegen noch nicht vor. Die Nebenwirkungen der Januskinase-Hemmer sind mitunter nicht unproblematisch.

Weitere Botenstoffe, deren medikamentöse Hemmung bei der Zöliakie sinnvoll sein könnte, sind Interferon-γ und der Tumornekrosefaktor-α. IFN-γ fördert die Schleimhautschädigung, die Zottenatrophie und die Durchlässigkeit der Darmwand für Gliadinpeptide. TNF-α wird bei der refraktären Zöliakie vermehrt nachgewiesen. Medikamente mit entsprechenden Wirkstoffen existieren bereits für andere Erkrankungen. Zur Behandlung bei der Zöliakie gibt es bislang nur Einzelfallberichte.

Toleranz gegenüber Gluten durch Desensibilisierung

Eine Studie untersuchte die Auswirkung einer experimentell herbeigeführten Hakenwurminfektion (Necator americanus) auf die Glutentoleranz bei 54 Menschen mit bekannter Zöliakie.[21] Bei guter Verträglichkeit ergab sich eine klinisch nachweisbare Symptombesserung bei Zöliakie-Patient*innen nach kontrollierter Glutenbelastung. Weitere Studienergebnisse zu diesem Therapieprinzip stehen allerdings noch aus.

NexVax2 soll ähnlich einer Allergen-Desensibilisierung eine Glutentoleranz induzieren. NexVax2 ist ein subkutan verabreichter Impfstoff, der aus einer Kombination dreier Peptide (Weizen-, Gerstenprolamin) besteht. In einer Phase-I-Studie mit NexVax2 in einer Dosierung von 90 µg wöchentlich über 3 Wochen bei Zöliakie-Patient*innen wurden keine wesentlichen Nebenwirkungen beobachtet. Die Ergebnisse der folgenden Phase-II-Studie zeigten allerdings, dass NexVax2 nicht die akuten gluteninduzierten Symptome zu reduzieren vermochte.[22] Die Studie wurde letztlich abgebrochen.

Nanopartikel, bestückt mit einem Gliadinmolekülstück – also ein »trojanisches Gliadin-Pferd« – sollen dem Prinzip einer Desensibilisierung folgend durch wiederholte Stimulation des Immunsystems zu einer Immuntoleranz gegenüber Gluten führen. In einer Studie konnte bei guter Verträglichkeit des Nanopartikels TAK-101 ein Schutz vor einer gluteninduzierten Antwort nachgewiesen werden. Dies zeigte sich in einem Rückgang von im Blut zirkulierenden $CD4^+$-T-Zellen. Ebenfalls positiv, wenn auch nicht statistisch signifikant, beeinflusste der Wirkstoff das Verhältnis von Zottenhöhe zu Kryptentiefe. In der Gruppe, die das Scheinmedikament (Plazebo) erhielt, verschlechterte sich dieses Verhältnis. Unter TAK-101 blieb es gleich. Die Anzahl der in der Dünndarmschleimhaut gelegenen intraepithelialen Lymphozyten blieb ebenfalls gleich.[23]

Weitere Behandlungskonzepte

Da bei der Zöliakie Entzündungen im Spiel sind, ist wie bei anderen chronischen Darmentzündungen auch der Einsatz von Kortikosteroiden denkbar, um die Immunreaktion lokal im Darm zu unterdrücken. Budesonid ist ein vorwiegend lokal im Darm wirkendes Glukokortikoid mit entzündungshemmender Wirkung. Aufgrund der dennoch vorhandenen, kortisonähnlichen Nebenwirkungen ist eine längerfristige Einnahme nicht vertretbar. Die Anwendung bei der Zöliakie ist auf die refraktäre Zöliakie 1 (s. S. 54) beschränkt und wird bei länger notwendiger Einnahme in der Regel durch ein anderes immunsystembeeinflussendes Medikament (Azathioprin) abgelöst.

Zusammenfassung und Ausblick

Die neuen Erkenntnisse zu den Entstehungsmechanismen und das bessere Verständnis der immunologischen Zusammenhänge bei der Zöliakie ermöglichen die Entwicklung medikamentöser Therapieoptionen. Wie beschrieben, werden bei refraktären Zöliakien derzeit verschiedene Behandlungsmöglichkeiten erforscht und es sind durchaus gute und teilweise auch vielversprechende Ansätze dabei. In der Praxis kamen sie zwar größtenteils noch nicht an, können aber in Zukunft möglicherweise als begleitende Unterstützung hilfreich werden.

Hoffnungen, dass die hier vorgestellten Therapieansätze Zöliakie-Patient*innen erlauben, größere Glutenmengen in der täglichen Ernährung zu verzehren, dürfen jedoch derzeit nicht geweckt werden. Aber bereits eine minimale »Glutenentschärfung« könnte vielen Zöliakie-Betroffenen das Leben leichter machen. Dies gilt insbesondere für Menschen mit hoher Glutenempfindlichkeit, wie sie bei der refraktären Zöliakie Typ 1 vorliegt. Wer weiß, wo die Wissenschaft in ein paar Jahren steht, und was Ärzt*innen ihren Zöliakie-Patient*innen auf Rezept anbieten können. Die Suche nach einer »Glutenpille« geht ganz sicher weiter!

MEDIZINTRENDS

Digital Health

Unter Digital Health versteht man grundsätzlich Anwendungen und Maßnahmen zur Behandlung oder Prävention von Krankheiten bzw. zur Betreuung von Patient*innen. Digital-Health-Angebote nutzen dabei moderne Informations- und Kommunikationstechnologien wie beispielsweise Apps oder DiGAs (digitale Gesundheitsanwendungen). Digital Health im Kontext von Zöliakie bezieht sich auf den Einsatz digitaler Technologien und Gesundheitsanwendungen, um Menschen mit Zöliakie bei der Bewältigung ihrer Erkrankung zu unterstützen, den Zugang zu Informationen und Ressourcen zu verbessern und die Lebensqualität zu steigern. Das Angebot zum Thema Zöliakie ist allerdings überschaubar.

DZG-App (iOS, Android)

Die DZG-App bietet Zugriff auf eine tagesaktuell gepflegte Datenbank, auf deren Basis Lebensmittel, Nahrungsergänzungsmittel, Arzneimittel und Kosmetika auf Glutenfreiheit überprüft werden können. Weiteres Schmankerl: In der App können Adressen von Hotels, Restaurants, Kliniken und Kureinrichtungen mit glutenfreiem Angebot gefunden werden. Weitere Besonderheit: Kurze Erklärungen zu den Bedürfnissen von Menschen mit Zöliakie sind in vielen Sprachen verfügbar und erleichtern so den Restaurantbesuch im Ausland. Eigene Empfehlungen können über die App an die DZG gesendet werden. Die Nutzung der App ist allerdings an eine kostenpflichtige DZG-Mitgliedschaft gebunden.

Schär Gluten Free (iOS, Android)

Mehre Kategorien informieren sehr umfassend zu den Themen glutenfrei Leben, Essen (inkl. Restaurantsucher in der Umgebung), Reisen (Hotelsuche), Einkaufen (Supermarktsuche für Schär-Produkte). Ferner finden sich auch ein Onlineshop und eine erlesene Rezeptbibliothek. Einschränkend ist darauf hinzuweisen, dass die meisten Informationen auf eigene Produkte abzielen.

Querfood (iOS, Android)

Im Grunde ein reiner Onlineshop – analog zur Querfood-Website. Allerdings finden sich bei Querfood sehr viele unterschiedliche Marken und Produkte – so auch Kochbücher und Backzubehör. Über die App kann direkt bestellt und bezahlt werden.

Vanilla-Bean-App (iOS)

Für Menschen, die nicht nur eine glutenfreie Ernährung beachten müssen, sondern auch andere Nahrungsunverträglichkeiten haben. Weiteres Plus: Restaurantsuche mit passendem Angebot. Praktisch ist eine Filterfunktion, bei der neben einer glutenfreien Ernährung beispielsweise auch eine vegane Kost oder eine laktosefreie Kost ausgewählt werden kann. Wird die App dem Suchwunsch nach fündig, zeigt sie die Route zum Restaurant und die Telefonnummer an.

CodeCheck-App (Android, iOS)

Mit dieser App kann man den Produktbarcode beim Einkaufen einscannen und wichtige Informationen zu den Inhaltsstoffen (z. B. Gluten, Zuckergehalt) und potenziellen Schadstoffen bekommen. Alternativ kann auch der Produktname eingegeben werden.

Facebookgruppe »Zöliakie-Austausch«

Über die prämierte (Gewinner des Digital Heroes Award 2016) Facebookgruppe »Zöliakie-Austausch« erhält man schnell Kontakt zu Betroffenen weltweit. Erfahrungen und hilfreiche Tipps können ausgetauscht und Fragen gestellt werden. Daran angeschlossen ist auch ein Blog.

Digitaler Helfer

2019 wurde von der Firma Nima Labs Inc. (San Francisco, USA) ein tragbarer Glutentester entwickelt und auf den Markt gebracht. Dieses Gerät ermöglicht es, Lebensmittel direkt am Tisch vor dem Verzehr auf den Glutengehalt zu testen. Der Analyseprozess dauert 2–4 Minuten und bei Glutennachweis erscheint eine Weizenähre als Symbol und bei fehlendem Glutennachweis ein Smiley im Display. Problematisch ist der recht breite Messunsicherheitsbereich. Glutenmengen von > 20 mg/kg werden in 99 % der Fälle korrekt angezeigt. Mengen < 2 mg/kg Gluten werden zuverlässig mit einem Smiley quittiert. Im Bereich von 2–20 mg/kg Gluten liegt das Problem: Einige Tests ergaben beim Messen der gleichen Essensportion in diesem Glutenmengenbereich unterschiedliche Ergebnisse.
Smart und im Grunde eine gute Idee, aber technisch noch nicht ausgereift. Wesentlich charmanter ist da doch ein Glutenspürhund: Im Falle eines an Zöliakie erkrankten Mädchens wurde ein Hund aus einem Tierheim über einen Assistenzhundeverein zum Spürhund für Gluten ausgebildet und erwies sich als gute Hilfe im Alltag des Mädchens. Und eine tägliche Extraportion Bewegung zur Stoffwechselverbesserung gibt es obendrein.

© Kenall / stock.adobe.com. Composed & edited by Thieme

Zöliakie:
gut zu wissen

WAS IST ZÖLIAKIE NICHT?

Angesichts des breiten Beschwerdenspektrums einer Zöliakie wird klar, dass eine Überschneidung zu vielen anderen Erkrankungen vorhanden sein muss. In der Praxis ist es daher häufig sehr schwierig, die Zöliakie von anderen Erkrankungen abzugrenzen. Zeitgleich zur Zöliakie können weitere Unverträglichkeiten, wie beispielsweise eine Laktoseintoleranz, bestehen. Einen Überblick über wichtige Differenzialdiagnosen gibt dieses Kapitel.

Weizenallergie

Die Weizenallergie ist eine Nahrungsmittelallergie unter Beteiligung des Immunsystems. Nach Kontakt mit dem Weizenallergen kommt es zu einer überschießenden Reaktion des Immunsystems (Allergie Typ 1 – Sofort-Typ) mit Freisetzung eines Antikörpers (Immunglobulin E) gegen das Weizenallergen. Weizenallergene sind Eiweißstoffe des Weizens (Weizen-Albumin, Weizen-Globulin und Gluten). Eine Weizenallergie ist eine der häufigsten allergischen Reaktionen bei Kindern. Im Erwachsenenalter tritt sie eher selten auf. Abhängig vom Sensibilisierungsweg (Nahrungsaufnahme, Inhalation von Weizenmehl) werden drei Arten der Weizenallergie unterschieden:

- klassische Nahrungsmittelallergie
- Bäckerasthma, Bäckerrhinitis, Kontakturtikaria
- weizenabhängige, anstrengungsinduzierte Anaphylaxie (WDEIA, wheat-dependent exercise-induced anaphylaxis)

KLASSISCHE WEIZENALLERGIE: Beschwerden wie Juckreiz, Nesselsucht (Urtikaria), Angioödem, Asthma, allergische Rhinitis, Bauchschmerzen oder Erbrechen treten bei der klassischen Weizenallergie innerhalb von Minuten bis eine Stunde nach Weizenaufnahme

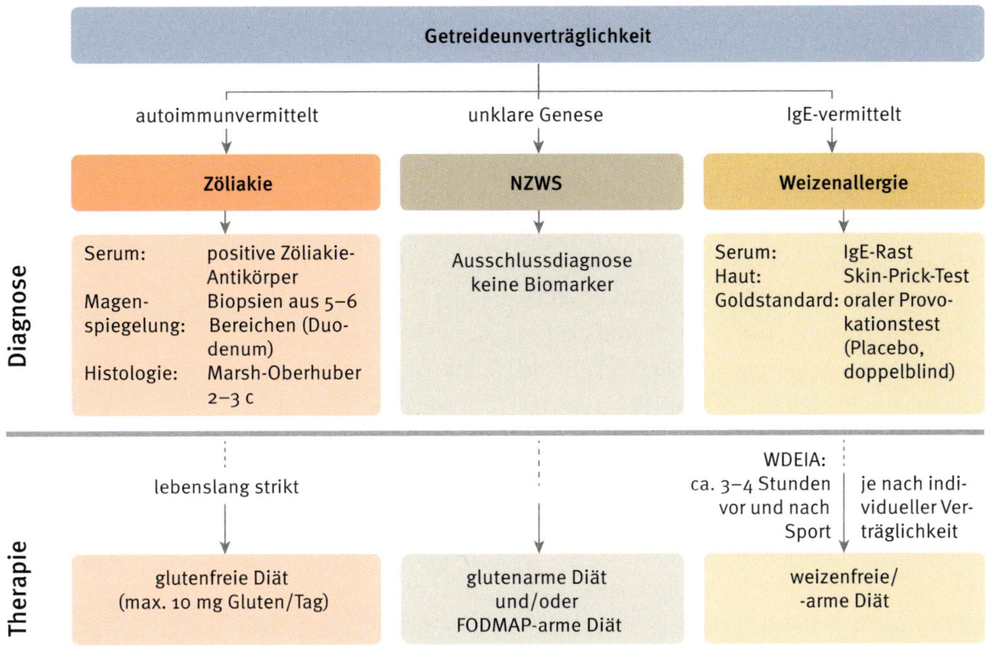

nach Zopf Y, Schink M, Dieterich W. Zöliakie, Getreideallergie, Weizensensitivität:Glutenfreie Ernährungstherapie. Aktuelle Ernährungsmedizin 2017; 42: 474–490

▲ Übersicht über Formen der Getreide- bzw. Weizenunverträglichkeiten

auf. Weizen und verwandte Getreidesorten wie Dinkel, Emmer, Kamut oder Grünkern müssen vermieden werden. Zudem sollte eine Kreuzreaktivität zu Roggen und Gerste beachtet werden.

Bei Kleinkindern kann sich eine Weizenallergie im Laufe des Lebens wieder »auswachsen«, während Erwachsene üblicherweise die Allergie ein Leben lang behalten. Das Führen eines Symptomtagebuchs und eine allergologische Abklärung mit Hauttest (Prick-Test) und Bluttests bilden die Grundlage der Diagnosestellung. Nach subkutaner Einbringung des Antigens lässt sich bei vorhandener Allergie eine Hautreaktion nachweisen. Im Blut können die Antikörper gegen das Allergen erhöht gemessen werden. Diese Tests sind nicht exakt. Daher wird eine zusätzliche Eliminationsdiät empfohlen. Zur Diagnosesicherung und Ermittlung der Toleranzgrenze werden ergänzend Provokationstests durchgeführt. Bei Beschwerdefreiheit nach Weglassen von Weizenprodukten sichert ein erneuter Provokationstest unter ärztlicher Aufsicht die Diagnose.

BÄCKERASTHMA UND BÄCKERRHINITIS sind allergische Reaktionen auf das Einatmen von Mehlstaub und kommen bei ca. 10 % der Bäcker, Konditoreimitarbeiter und Müller vor. Nach Einatmen von Weizenmehlstaub kommt es zur Einengung der Bronchien (Asthma), Nasenlaufen (Rhinitis), Bindehautentzündung der Augen (Konjunktivitis) und zur Blasenbildung an der Haut (Nesselsucht bzw. Urtikaria). Die orale Aufnahme von Weizenprodukten verursacht hingegen selten Beschwerden.

DIE WDEIA (WEIZENABHÄNGIGE, ANSTRENGUNGSINDUZIERTE ANAPHYLAXIE) ist eine seltene Erkrankung und kommt insbesondere bei Erwachsenen oder älteren Kindern vor. Zehn Minuten bis vier Stunden nach Weizenaufnahme kommt es in Verbindung mit körperlicher Anstrengung oder gleichzeitiger Aufnahme von bestimmten Medikamenten (v.a. NSAR wie Acetylsalicylsäure, Ibuprofen) oder nach übermäßigem Alkoholgenuss zu einer Schwellung tieferer Hautschichten (Angioödem), Luftnot und Blutdruckabfall. Leichtere allergische Reaktionen betreffen nur die Haut und Schleimhäute in Form von Juckreiz, Rötung und Quaddelbildung (Urtikaria). In Phasen körperlicher Ruhe vertragen Betroffene Weizenprodukte.

Was tun bei Weizenallergie?

Bei der Weizenallergie steht Prävention in Form von Meiden von Weizenprodukten im Vordergrund. Bei Gefahr schwerer allergischer Reaktionen sind auch kleinste Mengen Weizen gefährlich und müssen streng vermieden werden. Besonders auf versteckte Weizenquellen sollte geachtet werden. Inwiefern Spuren von Weizen vertragen werden, kann durch Provokationstests unter allergologischer Betreuung herausgefunden werden. Manche Betroffene, insbesondere Kinder, vertragen trotz der Kreuzreaktivität andere Getreidearten wie z.B. Roggen. Sichere Alternativen sind Buchweizen, Johannisbrotkernmehl oder Hirse. Interessant ist der Ansatz der oralen Immuntherapie (Desensibilisierung) bei einer Weizenallergie. Studien haben deren Wirksamkeit jedoch noch nicht zweifelsfrei nachgewiesen.

Insbesondere, wenn schon lebensbedrohliche allergische Reaktionen auftraten, sollte ein Notfallausweis mitgeführt werden und ein Notfallset mit Adrenalinautoinjektor verfügbar sein.

Wichtiger Hinweis aus der Praxis: Glutenfreie Produkte sind nicht zwingend für Weizenallergiker geeignet. Sie enthalten zwar kein Gluten, können jedoch andere Weizenallergene (z.B. glutenfreie Weizenstärke) enthalten. Die jeweilige Zutatenliste ist sorgfältig zu lesen. Zudem empfiehlt es sich, Freunde, Familienmitglieder und auch Gastgeber über die Allergie zu informieren.

Nicht-Zöliakie-Weizensensitivität (NZWS)

Die Nicht-Zöliakie-Weizensensitivität, auch als Glutensensitivität oder Weizenunverträglichkeit bezeichnet, stellt eine Ausschlussdiagnose dar. Spezifische Tests gibt es hierfür nicht. Die Beschwerden sind meist unspezifisch, ähneln aber in der Regel denen bei Zöliakie bzw. Weizenallergie. Eine verfrühte glutenfreie Diät ohne vorherige gründliche Symptomabklärung ist nicht zu empfehlen. Ebenso wenig sind die genauen Mechanismen dieser Erkrankung verstanden, auch wenn die NZWS erst vor Kurzem als eigenständiges Krankheitsbild anerkannt wurde.

Es wird vermutet, dass es sich bei der NZWS um ein Mischbild mehrerer Sensitivitäten (u.a. Kohlenhydrate des Weizens – Fruktane, Weizeneiweiße und Amlyase-Trypsin-Inhibitoren – ATIs) handelt. Neuere Studien weisen auf eine angeborene Immunität gegen ATIs als Ursache für die NZWS hin. Gluten muss also nicht der alleinige Auslöser sein. Bei der NZWS handelt es sich um eine Erkrankung mit reproduzierbaren Beschwerden nach Verzehr von weizen-/glutenhaltigen Lebensmitteln. Zudem müssen eine Zöliakie und eine Weizenallergie definitiv ausgeschlossen sein.

Studien haben gezeigt, dass bei bis zu einem Drittel aller Reizdarmpatient*innen verschiedene Weizeninhaltsstoffe wie Gluten, ATIs, Weizeneiweiße, FODMAPs (fermentable oligo-, di-, monosaccharides and polyols) Beschwerden des Magen-Darm-Trakts und auch weitere Beschwerden (extraintestinal) auslösen können.

WISSEN

FODMAP

FODMAP ist die englische Abkürzung für fermentierbare Oligo-, Di-, Monosaccharide und Polyole. FODMAP sind also nichts anderes als vergärbare Kohlenhydrate, beispielsweise in Brot, Milchprodukten, Süßigkeiten, Kohlsorten und Steinobst) und Zuckeralkohole, die im Dünndarm schlecht aufgenommen werden. Zu ihnen zählen: Fruktose, Laktose, Fruktane (Mehrfachzucker aus Fruktose, z.B. in Chicoreé, Zwiebeln, Knoblauch, Artischocken), Galaktooligosaccharide (Ballaststoffe aus Mehrfachzuckern), Sorbit und Mannit.

Im Dickdarm angekommen, werden sie von den Darmbakterien fermentiert (vergoren). Es entstehen Bauchkrämpfe, Blähungen und Durchfall. Zahlreiche Studien haben den Effekt einer FODMAP-armen Ernährung (Low-FODMAP-Diät) auf funktionelle Darmerkrankungen, wie beispielsweise ein Reizdarmsyndrom, nachgewiesen. Eine solche Low-FODMAP-Diät kann in zwei Stufen gegliedert werden. Die erste Stufe umfasst eine Auslassdiät (4–8 Wochen) mit möglichst vollständigem Verzicht auf FODMAPs. In der zweiten Stufe werden FODMAPs wieder langsam und in kleinen Mengen in der täglichen Ernährung ergänzt. Dabei sollte ein Ernährungstagebuch geführt werden, um herauszufinden, was vertragen wird und was nicht. Eine Low-FODMAP-Diät sollte idealerweise von einer Ernährungsfachkraft begleitet werden. Im Internet finden sich zudem ausführliche Listen FODMAP-reicher und FODMAP-armer Nahrungsmittel.

FODMAPs beispielsweise werden durch Darmbakterien fermentiert. Durch einen vermehrten Wassergehalt im Darm und vermehrte Gasbildung kommt es zu Bauchkrämpfen und zu einer Durchfallneigung. Hierin liegt der Grund, weshalb viele Patient*innen (etwa 20%) mit NZWS auch unter einer Low-FODMAP-Ernährung eine deutliche Besserung ihrer Beschwerden berichteten. Neben dieser Fermentierung scheint auch eine Störung der Darmbarriere eine Rolle zu spielen.

Für die Diagnosestellung spielt einerseits ein Ernährungstagebuch der Betroffenen mit Angaben zu den verzehrten Nahrungsmitteln und nachfolgenden Beschwerden, die Ausschlussdiagnose von Zöliakie und Weizenallergie sowie eine Symptombesserung auf eine glutenfreie Ernährung die entscheidende Rolle. Bemerkenswert ist, dass bei einigen Betroffenen im Blut Gliadin-IgG-Antikörper und in den Proben aus dem Zwölffingerdarm gering erhöhte intraepitheliale Lymphozyten nachweisbar sind.

Eine glutenarme/-freie Ernährung lindert die Beschwerden deutlich, wobei es unklar ist, ob die Ernährungsform lebenslang aufrechterhalten werden muss. Je nach Ansprechen kann ergänzend eine Low-FODMAP-Ernährung sinnvoll sein. Dies sollte aber dann durch eine professionelle Ernährungsberatung begleitet werden.

ATI-Sensitivität

Neben Gluten enthält Weizen 100 andere Proteine. Darunter auch Enzyme, die vermutlich die Keimung und das Wachstum von Weizen regulieren bzw. durch Hemmung des Abbaus von Kohlenhydratspeichern als Energielieferant für

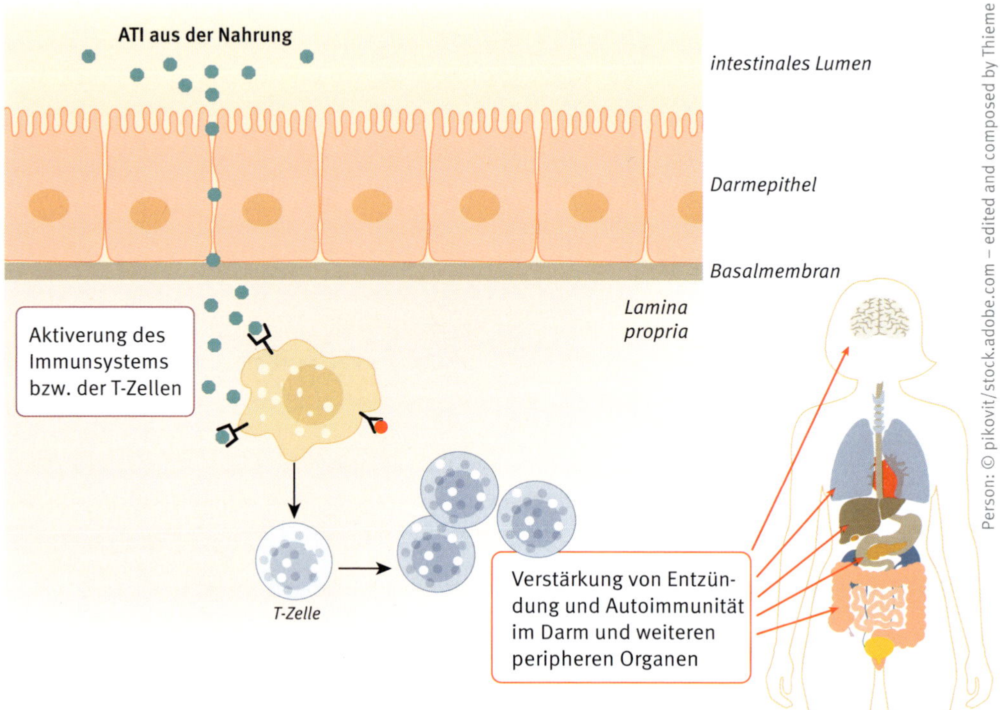

▲ Wirkung der ATI aus der Nahrung auf den Darm und andere Organe

den Weizenkeimling dienen. Gesichert ist diese Annahme nur teilweise. Zu diesen Eiweißen gehören die Amylase-Trypsin-Inhibitoren (ATI). Diese dienen zudem als natürlicher Schutz vor Schädlingen, Pilzen und Parasiten der Getreidepflanzen. Eine gezielte Züchtung resistenter Getreidesorten, mit dem Ziel einer besseren Ernteausbeute, führte in den letzten Jahren zu einem zunehmenden ATI-Gehalt vieler Getreidesorten. Für unsere Verdauung spielen die ATI allerdings keine Rolle, obwohl die einzelnen Enzyme Amylase und Trypsin für den Menschen sehr wichtig sind.

Bei der ATI-Sensitivität kommt es zu einer Stimulation des angeborenen Immunsystems. Insbesondere von Immunzellen im Darm. Dies führt zu einer Entzündungsreaktion und in der Folge zu ähnlichen Beschwerden, wie sie z. B. bei Zöliakie auftreten können. Darunter Bauchschmerzen, Blähungen und Durchfallneigung. Bei einer ATI-Sensitivität können sich aber auch andere chronische Erkrankungen, wie beispielsweise Rheuma oder Morbus Crohn, verschlechtern. Darüber hinaus wurden eine Verstärkung von Fettleibigkeit, eine Verschlechterung eines bestehenden Diabetes mellitus Typ 2 oder einer Fettleber beobachtet.

Was tun bei ATI-Sensitivität?

Spezifische Testverfahren existieren nicht. Die Diagnose bzw. die Vermutung auf Vorliegen einer ATI-Sensitivität ist vielmehr nach Ausschluss weiterer Erkrankungen anzunehmen. Eine glutenfreie Ernährung ist gleichzeitig ATI-frei und damit einzige Interventionsmöglichkeit. Wobei diese bei einer ATI-Sensitivität nicht 100 % glutenfrei sein muss. Da die krank machende Wirkung der ATI dosisabhängig ist, genügt ein Verzicht auf offensichtlich glutenhal-

Unterschiede zwischen weizenbedingten Erkrankungen

Spezifische Fragen	Zöliakie	Weizenallergie	ATI-Sensitivität	FODMAP-Intoleranz
Wie lange dauert es, bis nach dem Verzehr Beschwerden auftreten?	Tage bis Wochen	Minuten bis Stunden	Stunden bis Wochen	Minuten bis Stunden
Wo treten Beschwerden auf?	im Darm und außerhalb des Darms	im Darm und außerhalb des Darms	im Darm und außerhalb des Darms	nur im Darm
Welche Komplikationen sind möglich?	Langzeitkomplikationen Nährstoffmangel	Anaphylaxie	Verschlechterung chronischer Erkrankungen	keine
Gibt es Blutwerte zur Diagnose?	ja: u. a. Gewebstransglutaminase-Antikörper	ja: IgE-Antikörper (Weizen)	nein	nein
Was sieht man unter dem Mikroskop einer Dünndarmbiopsie?	Zottenatrophie starke Vermehrung intraepithelialer Lymphozyten	geringe Vermehrung intraepithelialer Lymphozyten möglich	geringe Vermehrung intraepithelialer Lymphozyten möglich	keine Veränderung
Gibt es eine genetische Veranlagung?	HLA-DQ2/DQ8	eventuell multigenetische Veranlagung	keine bekannt	keine

tige Nahrungsmittel. Geringe Mengen Gluten/ATI werden meist toleriert. Mit dem Weizen verwandte Getreidesorten wie Roggen und Gerste sind ebenfalls ATI-haltig.

ATI-GEHALT VON PFLANZLICHEN LEBENSMITTELN:

- Glutenhaltige Getreide wie Weizen, Dinkel, Emmer, Einkorn, Roggen und Gerste haben einen hohen ATI-Gehalt von 100 %.
- Die glutenfreien Lebensmittel Soja, Quinoa, Buchweizen und Erbsen haben einen niedrigen ATI-Gehalt von 2–10 %.
- Linsen und Kartoffeln sind glutenfrei und haben ebenfalls einen ATI-Gehalt von 2–10 %.
- Reis hat einen niedrigen bis sehr niedrigen ATI-Gehalt:
  - Oryza sativa Variante 1 = 2–10 % ATI
  - Oryza sativa Variante 2 = < 2 % ATI
- Hirse, Hafer, Mais und Amaranth enthalten nur sehr wenig ATI (< 2 %).

Laktoseintoleranz

Eine Laktoseintoleranz ist die häufigste, mit einer Zöliakie einhergehende Unverträglichkeit. Unter Laktoseintoleranz versteht man eine Milchzuckerunverträglichkeit. Im Dünndarm wird durch das Enzym Laktase der Zweifachzucker Milchzucker (Laktose) in die Einfachzucker Galaktose (Schleimzucker) und Glukose (Traubenzucker) gespalten.

Im Säuglingsalter bildet sich beim Stillen das Enzym Laktase. Nach dem Abstillen sinkt die Enzymaktivität auf nur 5–10 %. Dies gilt grundsätzlich auch für alle anderen Säugetiere. Denn die Natur hat die Muttermilch eigentlich nur für den Säugling beim Menschen bzw. das Kalb bei der Kuh vorgesehen. Bei Völkern mit Milchwirtschaft hat sich eine genetische Mutation durchgesetzt, die als Laktasepersistenz bezeichnet wird. Ein Beispiel für einen evolutionsbedingten Selektionsvorteil. Bei Asiaten und

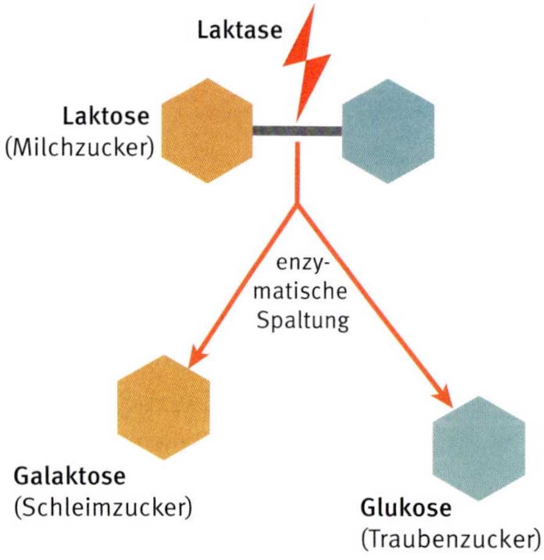

▲ Spaltung von Milchzucker (Laktose) durch das Enzym Laktase

Afrikanern fehlt diese Laktasepersistenz und so sind über 90 % der Einwohner Asiens und Afrikas laktoseintolerant. In Mitteleuropa besteht dagegen bei den meisten Menschen eine Laktasepersistenz, bei 10–15 % jedoch nicht, sie haben einen primären Laktasemangel, sodass sich bei ihnen beim Verzehr von Milchprodukten das Beschwerdebild der Laktoseintoleranz ergibt.

Die Beschwerden einer Laktoseintoleranz können denen einer Zöliakie ähneln. So kommt es bei Laktoseintoleranz häufig zu Blähungen, Bauchkrämpfen und Durchfall. Dies rührt daher, dass bei fehlender Laktaseaktivität Laktose ungespalten im Dickdarm ankommt und dort von Darmbakterien verstoffwechselt wird. Hierbei entstehen Gase wie Kohlendioxid, Methan und Wasserstoff, die zu den häufig als sehr belastend empfundenen Blähungen führen. Als bakterielle Stoffwechselprodukte entstehen Laktat und kurzkettige Fettsäuren. Letztere wirken osmotisch und binden viel Wasser, was zu Durchfällen führt.

BEI DER LAKTOSEINTOLERANZ GILT ES, DREI FORMEN ZU UNTERSCHEIDEN:

1. **Primärer (natürlicher) Laktasemangel:** Dieser bezieht sich auf die oben genannten evolutionären Bedingungen.
1. **Sekundärer (erworbener Laktasemangel):** Hier kommt es durch Erkrankungen des Dünndarms, wie beispielsweise Infektionen, Morbus Crohn (chronisch entzündliche Darmerkrankung) oder Zöliakie zu einem Verlust der Laktaseproduktion aufgrund der Schleimhautschädigung.
1. **Angeborener kompletter Laktasemangel:** auch als Alaktasie bezeichnet. Dies ist eine seltene Erbkrankheit, bei der bereits im Neugeborenenalter Durchfälle auftreten.

Was tun bei Laktoseintoleranz?

Zur Diagnosestellung wird meist ein einfacher Atemtest verwendet (Wasserstoffatemtest, H_2-Atemtest). Die Laktase-Aktivität kann auch indirekt über einen Glukoseanstieg im Blut nach Verzehr von Laktose bestimmt werden. Inzwischen gibt es auch einen Gentest (LCT-Gentest), der die Mutation der Laktasepersistenz nachweisen kann. Möglich, aber in der Praxis seltener verwendet, wird die Bestimmung der Laktase-Aktivität über eine Dünndarmbiopsie.

Weltweite Unterschiede der Laktoseintoleranz

Region	Laktoseintoleranz
Südostasien	98 %
China	94 %
Südamerika	65–75 %
Deutschland	15 %
Dänemark	5 %
Finnland	18 %
Schweiz	20 %
Österreich	15 %

Therapeutisch ist eine einfach durchführbare laktosefreie Ernährung mit erlösender Wirkung auf die oben genannten Beschwerden. Inzwischen gibt es eine große Auswahl laktosefreier Produkte. Als Ersatzmilch bietet sich je nach geschmacklicher Vorliebe Soja-, Hafer- oder Mandelmilch an. Versteckte Laktosequellen (z. B. mariniertes Fleisch, Schokolade, Instantprodukte) müssen im Einzelfall beachtet werden, denn jeder Mensch mit Laktoseintoleranz hat eine sehr individuelle Restlaktase-Aktivität und verträgt unter Umständen geringe Mengen von Laktose. Pharmakologisch gibt es Laktasetabletten bzw. -kapseln. Deren dauerhafte Anwendung ist umstritten, kann aber insbesondere im Urlaub oder bei Einladungen zum Essen hilfreich sein und übermäßige Beschwerden lindern.

Fruktosemalabsorption

Fruktose wird im Dünndarm über das Transportsystem (GLUT-5) ins Blut aufgenommen. Sind die GLUT-5-Transporter aufgrund eines Überangebotes an Fruktose »überfordert« oder durch andere Substanzen wie beispielsweise Zuckeraustauschstoffe (z. B. Sorbit) blockiert, gelangt vermehrt Fruktose in den Dickdarm und wird dort von Darmbakterien fermentiert. Auch eine zu rasche Dünndarmpassage des Speisebreis kann zu einer Fruktosemalabsorption führen. In der Folge entstehen osmotisch bedingt Durchfall sowie Blähungen und Bauchschmerzen aufgrund verstärkter Gasbildung. Gerade durch die Nahrungsmittelindustrie hat sich der Anteil von Fruktose (z. B. in Süßungsmitteln) in den letzten Jahren deutlich erhöht. Zu unterscheiden von der Fruktosemalabsorption ist die viel seltenere hereditäre (angeborene) Frukoseintoleranz, bei der es genetisch bedingt

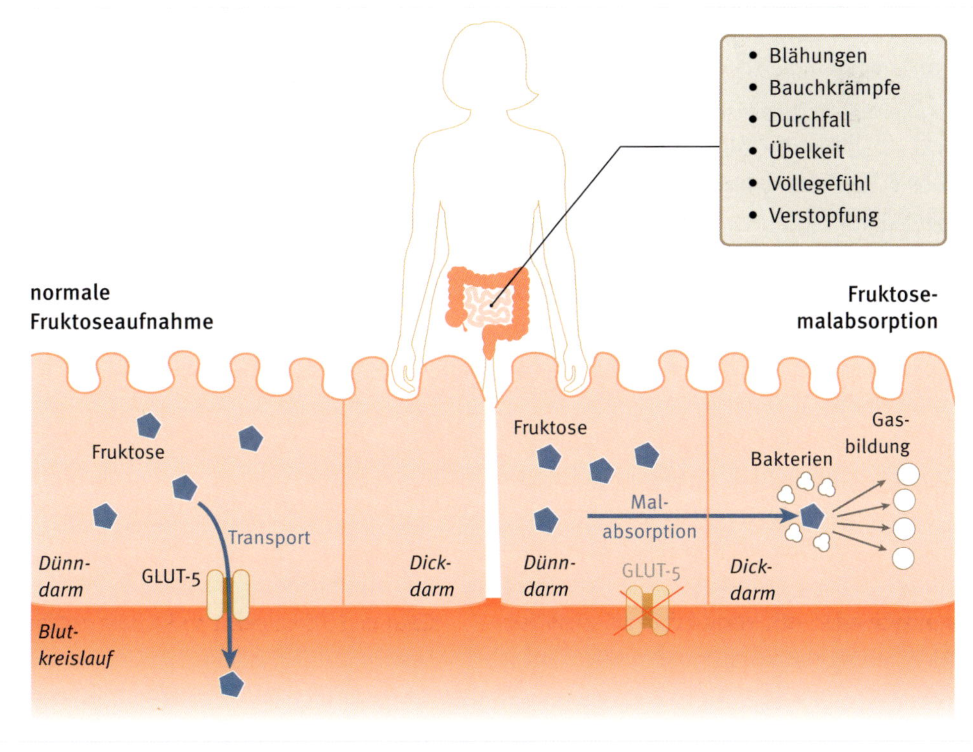

▼ Entstehung von Beschwerden bei der Fruktosemalabsorption. Ursache ist ein mengenmäßig dezimiertes bzw. funktionsgestörtes GLUT-5-Transportsystem.

Person: © pikovit/stock.adobe.com – edited and composed by Thieme zu einem Enzymmangel (Aldolase) in der Leber kommt. Diese Erkrankung tritt bereits im Säuglingsalter auf und führt zu schweren, mitunter lebensbedrohlichen Störungen.

Ähnlich wie bei der Laktoseintoleranz unterscheidet man zwischen primärer Fruktosemalabsoprtion (geringe Anzahl GLUT-5-Transporter, gestörte Dünndarmpassage) und sekundärer Fruktosemalabsorption aufgrund von Dünndarmerkrankungen. Das können neben der Zöliakie z. B. Morbus Crohn, Infektionen oder das sogenannte Small intestinal bacterial Overgrowth Syndrome, SIBOS, also eine bakterielle Überwucherung des Dünndarms mit Dickdarmbakterien sein.

Zum Nachweis einer Fruktosemalabsorption wird wie bei der Abklärung hinsichtlich einer Laktoseintoleranz ein H_2-Atemtest eingesetzt. Nach Gabe einer Fruktoselösung mit 25 g Fruktose kommt es bei etwa einem Drittel der Testpatient*innen zu einem deutlichen Wasserstoffanstieg in der Ausatemluft, verbunden mit Blähungen, Bauchkrämpfen und/oder Durchfall. Nicht jeder entwickelt jedoch Beschwerden. Den Zustand, wenn es nach Fruktosegabe zu einem auffälligen Atemtest kommt, aber keine Beschwerden entstehen, nennt man Fruktosemaldigestion.

Was tun bei Fruktosemalabsorption?

Was kann man therapeutisch gegen eine Fruktosemalabsorption tun? Die Antwort auf diese Frage ist gar nicht so leicht, wie es scheinen mag. Denn eine fruktosearme Ernährung führt dazu, dass die Anzahl an GLUT-5-Transportern in der Dünndarmwand herunterreguliert wird. So käme es zu einer immer weiter zunehmenden Unverträglichkeit. Dennoch sollten stark fruktosehaltige Lebensmittel gemieden bzw. der tägliche Fruktosekonsum limitiert werden. Eine gleichzeitige Aufnahme von Glukose und Fruktose ist hilfreich. Die Aufnahme von Glukose (Traubenzucker) führt dazu, dass in der Dünndarmwand ein weiteres Enzymsystem aktiv wird: GLUT-2. Dieses führt einerseits zu einer konzentrationsabhängigen Aufnahme von Glukose, passiv jedoch auch von Fruktose. Übersetzt bedeutet dies, dass ein mit Traubenzucker gesüßter Obstsalat eventuell besser vertragen wird als ein ungesüßter. Wie oben schon erwähnt, hemmt Sorbit die GLUT-5-Aktivität, das heißt, ein Kaugummi vor einem Apfel kann zu mehr Beschwerden führen als ein Apfel allein.

HIER NOCH EIN PAAR ERNÄHRUNGSTIPPS FÜR MENSCHEN MIT FRUKTOSEMALABSORPTION:

- Meiden Sie Obstsorten mit hohem Fruktose- und niedrigem Glukosegehalt und solchen, die Sorbit in nennenswerten Mengen enthalten. Besonders problematisch sind Apfel, Birne, Aprikosen, Pflaumen, Mango, Wassermelone, Kiwi, Weintrauben und Rosinen.
- Süßigkeiten, Marmelade und Gebäck (insbesondere Diätprodukte für Diabetiker) können Fruchtzucker oder Sorbit in großen Mengen enthalten. Fruchtnektare werden häufig mit Fruktose oder Sorbit gesüßt. Schauen Sie also genau auf die Zutatenliste.
- Verteilen Sie Obst auf kleine Portionen und verzehren diese zu unterschiedlichen Tageszeiten.
- Ersetzen Sie Fruchtsäfte und Limonaden durch andere Getränke, besser sind Mineralwasser und Tee.

Histaminintoleranz

Wechselhafte Verträglichkeit von Nahrungsmittel und Beschwerden wie Bauchschmerzen, Übelkeit, Erbrechen, Blähungen, Nasenlaufen, Kopfschmerzen und Herzklopfen sind charakteristisch für eine Histaminintoleranz. Hista-

Fruktosereiche Obst- und Gemüsesorten sowie einige Süßigkeiten

Nahrungsmittel (bezogen auf 100 g)	Fruchtzuckergehalt in g	Sorbitgehalt in g	Glukosegehalt in g
Honig	38,8	0	34,0
Rosinen	31,6	0	31,2
Datteln, getrocknet	24,9	1,35	25,0
Gummibärchen	9,0	0	9,0
Weintrauben	7,4	0,2	7,2
Birne	6,7	2,1	1,7
Apfelsaft	6,4	0,56	2,4
Kirsche, süß	6,1	0	6,9
Apfel	5,7	0,5	2,0
Kiwi	4,6	0	4,3
Wassermelone	3,9	0	2,0
Rote Paprika	3,74	0	4,2
Banane	3,4	0	3,5
Heidelbeere	3,3	0,004	2,5
Johannisbeere	3,0	0	3,1
Apfelsine	2,6	0	2,3
Mango	2,6	0	0,9
Orangensaft	2,6	0	2,5
Ananas	2,4	0	2,1
Erdbeeren	2,3	0,3	2,2
Grapefruit	2,1	0	2,4
Pflaume	2,0	1,41	3,4
Fruchteis	1,75	0,16	0,62
Zitrone	1,4	0	1,4
Tomate	1,36	0	2,5
Zwiebel	1,34	0	4,2
Kürbis	1,32	0	4,2
Möhre	1,31	0	2,0
Mandarine	1,3	0	1,7
Porree	1,23	0	3,9
Kohlrabi	1,23	0	2,6
Pfirsich	1,2	0,9	1,0
Brokkoli	1,1	0	1,7
Blumenkohl	0,9	0	1,9
Salatgurke	0,87	0	2,0
Papaya	0,3	0	1,0
Avocado	0,2	0	0,1
Diabetikersüßigkeiten	0	90	0

min, ein sogenanntes biogenes Amin, regt im Magen die Säurebildung an, im Darm steigert es die Peristaltik, im Nervensystem ist Histamin ein wichtiger Botenstoff. Bei allergischen Reaktionen spielt es als Mediator der allergischen Reaktion eine große Rolle, weshalb bei Allergien meist Antihistaminika zur Anwendung kommen. Histamin wird vom Körper selbst aus Histidin hergestellt und in sogenannten Mastzellen für den Bedarfsfall gespeichert. Einmal ausgeschüttet, wird es wieder durch ein Enzym, die Diaminooxidase (DAO) abgebaut. Eine im Blut gemessene verminderte Aktivität kann ein Hinweis für eine Histaminintoleranz sein. Noch wichtiger ist allerdings ein Ernährungstagebuch, in dem einerseits die aufgenommene Nahrung, und andererseits die Beschwerden über einen Zeitraum von mindestens 4 Wochen dokumentiert werden sollten.

Ursachen für eine Histaminintoleranz sind eine vermehrte Histaminzufuhr über die Nahrung oder eine verminderte Aktivität der Diaminooxidase mit gestörtem Abbau des ausgeschütteten Histamins. In Frage kommt auch eine vermehrte Histaminfreisetzung durch Medikamente (z.B. Psychopharmaka). Alkoholische Getränke (v. a. Wein, Bier) enthalten für gewöhnlich viel Histamin, hemmen die DAO und stören die Stabilität der Darmbarriere. Praktisch in allen Lebensmitteln kommt Histamin in unterschiedlicher Konzentration vor. Besonders Nahrungsmittel, welche lange Zeit reiften (z.B. junger vs. gereifter Gouda) oder der bakteriellen Fermentation unterliegen, gelten als histaminreich. Neben einigen Käsesorten ist dies beispielsweise auch Sauerkraut. Eiweißreiche Nahrung, die von Bakterien (Fleisch, Wurst, Fisch) zersetzt wird, enthält ebenfalls eine unterschiedliche und wechselhafte Histaminkonzentration – je frischer die Ware, desto weniger.

LEBENSMITTEL MIT HOHEM ANTEIL AN HISTAMIN BZW. WEITEREN BIOGENEN AMINEN:

- Käse (z.B. Emmentaler, Camembert, Roquefort)
- Hartwürste (z.B. Salami, roher Schinken)
- Fische mit rotem Fleisch (z.B. Thunfisch, Makrele, Sardellen)
- nicht mehr frische Fische
- Tomaten (Ketchup)
- Sauerkraut
- Spinat
- Schokolade, Kakao
- Alkohol (z.B. Rotwein, Weißwein, Champagner, Bier)
- Nüsse

NAHRUNGSMITTEL, DIE IM KÖRPER HISTAMIN FREISETZEN KÖNNEN (HISTAMINLIBERATOREN):

- Schokolade und Kakao
- Zitrusfrüchte (Orangen, Grapefruit)
- Nüsse (insbesondere Walnüsse)
- Erdbeeren
- Bananen
- Tomaten
- Meeresfrüchte
- Ananas
- Kiwi

Was tun bei Histaminintoleranz?

Bei der Behandlung der Histaminintoleranz steht im Vordergrund, den Histaminspiegel niedrig zu halten. Wichtig hierbei ist, den Histamingehalt der jeweiligen Lebensmittel zu kennen. Grundsätzlich gilt: pflanzliche Kost ist meist histaminarm. Konsequenter Verzicht auf Alkohol, Konserven, Zusatzstoffe (Konservierungsstoffe, Farb- und Aromastoffe) ist ein wichtiger Bestandteil einer histaminarmen Ernährung. Frische Lebensmittel sind ohnehin schmackhaf-

NIKLAS, 16 JAHRE

Bei Unverträglichkeiten zur Ernährungsberatung gehen

Bei mir wurde mit 12 Jahren eine Zöliakie festgestellt. Seitdem ernährte ich mich wirklich streng glutenfrei. Anfangs fiel mir das schwer, aber nach etwa 6 Monaten und mit Hilfe einer Ernährungsberatung hatte ich meine Ernährung gut im Griff und war beschwerdefrei. Auch die Blutkontrollen fielen gut aus. Mit 14 Jahren bekam ich auf einmal wieder Probleme. Mich plagten starke Blähungen und Durchfall. Meinen Eltern fiel ein Zusammenhang mit Milch und Milchprodukten auf. Mein Arzt stellte eine Laktoseintoleranz fest und ich ernährte mich neben der glutenfreien Ernährung auch laktosefrei. Das half gut und schnell ging es mir wieder besser.

Mit 15 Jahren ging es wieder los. Diesmal vor allem, wenn ich Obst gegessen hatte. Mein Hausarzt bat mich, ein Ernährungstagebuch zu führen. Anhand dessen hatte mein Magen-Darm-Arzt den Verdacht auf eine Fruktosemalabsorption und eine Histaminintoleranz. Weitere Untersuchungen bestätigten seinen Verdacht. Ich war verzweifelt und fragte mich, was ich überhaupt noch essen kann. Mein Arzt prüfte erneut, ob die Zöliakie zurück war. Aber weder im Blut noch in Proben aus dem Dünndarm fand sich eine Auffälligkeit. Angesichts meiner vielen Unverträglichkeiten habe ich gemeinsam mit meiner Mutter eine Ernährungsberatung aufgesucht. Meine Ernährungsberaterin gab sich viel Mühe, stellte mit mir gemeinsam eine Liste verträglicher Nahrungsmittel auf und entwickelte mit mir einen Ernährungsplan. Es dauerte einige Zeit, aber meine Beschwerden wurden wieder besser. Inzwischen vertrage ich auch wieder kleine Mengen Obst. Aufgrund meiner Erfahrungen kann ich wirklich jedem nur raten, vor allem bei unterschiedlichen Unverträglichkeiten, eine gute Ernährungsberatung aufzusuchen. Was ich auch lernen musste, war Geduld – mit mir selbst und mit meinem Körper. Heute kann ich sagen, dass meine Beschwerden wieder erträglich sind. Gut, es gibt schon Tage, an denen ich wieder dünneren Stuhl oder auch mal Bauchkrämpfe habe, aber insgesamt geht es mir wieder richtig gut und ich kann meine Ernährung im Alltag sehr gut bewältigen.

ter und gesünder. Fisch ist problematisch, denn er wird schnell von Bakterien zersetzt. Daher sollte er möglichst fangfrisch verzehrt oder kurz nach dem Fang tiefgefroren werden.

Unterstützend der Hinweis, dass Vitamin C den Histaminspiegel absenken kann. Als Medikament kann Daosin® (enthält Diaminooxidase) eingenommen werden. Aus meiner Sicht aber verzweifelten Fällen vorbehalten, in denen eine Ernährungsanpassung nicht hilft und häufig starke Beschwerden auftreten.

Reizdarmsyndrom

Das Reizdarmsyndrom (RDS) wurde lange Zeit nicht ernst genommen, ja geradezu belächelt und als psychische Störung abgetan. Heute vermutet man jedoch eine relevante Störung der engen Zell-Zell-Verbindungen (tight junctions). Dies ließ sich elektronenmikroskopisch belegen und hat den Begriff des »leaky gut«, also des »löchrigen Darms« geprägt. Weiter nimmt man an, dass eine Störung des menschlichen Mikrobioms über den Leaky Gut Auswirkungen auch auf andere Erkrankungen und Organsysteme hat. Typische Beschwerden des RDS wie Durchfall und Verstopfung (beides auch im Wechsel), Blähungen, krampfartige Bauchschmerzen oder Völlegefühl können auch bei einer Zöliakie beobachtet werden. Studien habe zudem gezeigt, dass bis zu 10% der Menschen mit einem RDS eine Nicht-Zöliakie-Weizensensitivität aufweisen und eine zumindest glutenarme Ernährung auch Beschwerden des RDS positiv beeinflussen kann.

Aber hier nochmals der wichtige Hinweis: Keine glutenarme/-freie Ernährung, bevor nicht ärztlicherseits eine Zöliakie als unwahrscheinlich angesehen wird bzw. mittels Labortests und Endoskopie definitiv ausgeschlossen wurde.

Die Therapie eines RDS ist vordergründig symptomorientiert. Das bedeutet, dass die Beschwerdeproblematik – oft treten mehrere gleichzeitig auf – die die Patient*innen am meisten belastet, primär symptombezogen behandelt wird. Als Therapeutika kommen Probiotika, Entspannungsübungen, durchfallhemmende Medikamente, Karminativa (pflanzliche Wirkstoffkombinationen gegen z. B. Blähungen, Bauchkrämpfe) und einige andere in Frage. Der Markt an Therapieoptionen ist übersättigt, die Auswahl schwierig und vieles mit nur fraglichem Nutzen.

FRAGEN UND ANTWORTEN AUS DER PRAXIS

Mein Hausarzt hat den Verdacht auf Zöliakie geäußert. Der Facharzttermin ist erst in 5 Wochen. Soll ich eine glutenfreie Ernährung beginnen?

Nein. Eine glutenfreie Ernährung vor einer entsprechenden Abklärung durch den Facharzt macht eine korrekte Diagnosestellung unmöglich. Tipp: Manche Fachärzte bieten eine Warteliste an. Möglicherweise kann der Termin bei einem Ausfall vorgezogen werden. Sprechen Sie nochmals mit der Praxis.

Ist die Zöliakie heilbar?

Nein, eine Zöliakie ist nicht heilbar. Zöliakie ist eine genetisch veranlagte Autoimmunerkrankung und bleibt nach der Diagnose ein Leben lang.

Kann eine Zöliakie falsch diagnostiziert werden?

Ja! Die Diagnose kann entweder übersehen oder falsch gestellt werden. Wird vor den Untersuchungen mit einer glutenfreien Ernährung begonnen, können die Befunde negativ ausfallen, obwohl eine Zöliakie vorliegt. Dasselbe gilt, wenn ein IgA-Mangel durch den Arzt nicht ausgeschlossen wird. Liegt ein IgA-Mangel vor, können die Zöliakie-Antikörper falsch negativ sein. Die Interpretation der erhobenen Befunde sollte durch einen mit der Zöliakie erfahrenen Arzt erfolgen. Eine glutenfreie Ernährung erst starten, wenn die Diagnose korrekt gestellt wurde.

Kann ich einer Zöliakie vorbeugen?

Nein. Derzeit gibt es keine Präventivmaßnahme, die hilft, einer Zöliakie vorzubeugen.

Ist eine glutenfreie Ernährung wirklich lebenslang notwendig?

Ein klares »Ja«! Nur eine konsequente lebenslange glutenfreie Ernährung hilft, Beschwerden zu vermeiden und das Risiko von Mangelzuständen (z. B. Vitamin- und Eisenmangel) und Komplikationen zu verringern.

Besteht ein Zusammenhang zwischen meiner Pollenallergie und meiner Zöliakie?

Nein. Ein Zusammenhang zwischen einer Zöliakie und Allergien ist nicht bewiesen. Die immunologischen Reaktionen beider Erkrankungen sind sehr unterschiedlich.

Welche Nachteile hat eine glutenfreie Ernährung?

Glutenfreie Lebensmittel enthalten zur Geschmacksverbesserung häufig mehr Zucker und Fett und sie sind recht teuer. Im Alltag, besonders im Restaurant und bei gesellschaftlichen Anlässen, kann es problematisch sein, glutenfreie Alternativen zu finden.

Wie ernähre ich mich ausgewogen bei einer glutenfreien Diät?

Nehmen Sie ausreichend Obst, Gemüse, Kohlenhydrate und Eiweiß zu sich. Verzichten Sie nach Möglichkeit auf verarbeitete Lebensmittel oder Fertiggerichte.

Wie stelle ich sicher, dass ich mich glutenfrei ernähre?

Stolperfallen gibt es viele. Lesen Sie die Angaben über Zutaten und Zusatzstoffe auf den Verpackungen der Lebensmittel gründlich. Bewahren Sie zu Hause glutenfreie und glutenhaltige Lebensmittel streng getrennt auf. Beachten Sie die Tipps im Kapitel Glutenfreie Ernährung (s. S. 68). Seien Sie beim Essen außer Haus vorsichtig.

Muss ich meine alte Küche auswechseln? Warum ein neuer Toaster und nicht den alten putzen?

Kurz gesagt: Umbau der Küche – nein! Vorsicht und kleinere Änderungen – ja! Im alten Toaster verbergen sich im Gehäuse und an den Heizstäben glutenhaltige Reste. Gleiches gilt für das Handrührgerät. Im Inneren befindet sich Mehlstaub. Rillen und Ritzen alter Holzbretter enthalten ebenfalls Glutenreste. Dies gehört alles ausgetauscht. Weiterhin sinnvoll sind ein getrennter Brotkorb und Vorratsschrank. Eigene Küchenutensilien (v. a. jene aus Holz) kennzeichnen und vor jedem Kochen und Backen die Küchenarbeitsfläche gründlich reinigen.

Mein Hausarzt meinte, ich habe eine Glutenunverträglichkeit. Ist das jetzt eine Zöliakie?

Glutenunverträglichkeit ist ein sehr ungenauer Begriff. Dahinter können sich sowohl eine Zöliakie, eine Weizenallergie, eine Weizensensitivität als auch eine ATI-Sensitivität verbergen. Genaueres hierzu finden Sie im Kapitel Was ist Zöliakie nicht? (s. S. 95). Der Gastroenterologe Ihres Vertrauens erklärt Ihnen die Begriffe und kann durch weitere Untersuchungen Licht ins Dunkel bringen.

Welche Auswirkungen hat die Zöliakie auf meine Gesundheit?

Neben Nährstoffdefiziten kann die unbehandelte Zöliakie auch bedrohliche Komplikationen verursachen (refraktäre Zöliakie, s. S. 54). Das Krebsrisiko bei Zöliakie scheint leicht erhöht zu sein. Die Beschwerden bei der unbehandelten Zöliakie schränken im Alltag mitunter stark ein. Deshalb ist die lebenslange glutenfreie Ernährung entscheidend, um all dem vorzubeugen.

Können Nahrungsergänzungsmittel, Kosmetika oder Medikamente Gluten enthalten?

Ja. Grundsätzlich können Nahrungsergänzungsmittel, Kosmetika und auch Medikamente Gluten enthalten. Auch hier gilt: Studieren Sie die Inhaltsangaben sorgfältig.

Die Dachgesellschaft aller europäischen Zöliakie-Gesellschaften hat in Bezug auf Medikamente und Kosmetika 2020 eine Stellungnahme veröffentlicht. Die potenziellen Mengen an

Gluten in Kosmetika und Medikamenten sind so gering, dass eine Verwendung europäischer Medikamente und Kosmetika unproblematisch ist. Wohlgemerkt nur bei Zöliakie. Diese Stellungnahme gilt nicht für Personen mit einer Weizenallergie!

Trotz Unbedenklichkeit bei Zöliakie-Betroffenen: Es gilt die eingangs erwähnte Empfehlung, Inhaltsangaben genau zu beachten und bei Beschwerden unter Verwendung entsprechender Produkte diese gegebenenfalls doch zu meiden.

Gibt es für die Zöliakie alternative Heilmethoden oder Medikamente?

Nein. Zwar kursieren im Internet alternative Heilmethoden, die Wunder versprechen, wie beispielsweise die Vollwertkost nach Dr. Bruker oder eine Bioresonanztherapie. Aber an einer lebenslangen glutenfreien Ernährung führt leider kein Weg vorbei. Medikamente zur Zöliakie-Therapie werden erforscht (s. S. 87). Ein Medikament, das seine Wirksamkeit schon bewiesen hat und zugelassen ist, gibt es bis dato nicht.

Gibt es unschädliche Glutenmengen und sind Diätfehler schlimm?

Es kommt immer wieder vor, dass Ernährungsberater*innen oder Ärzt*innen zu einer Ausnahme bei der glutenfreien Ernährung raten. Häufig dann, wenn nach einer glutenfreien Ernährung keine Beschwerden mehr auftreten und die Zöliakie-Antikörper im Blut negativ sind. Doch das ist schlicht falsch! Allerdings führt nicht jeder Diätfehler zu Problemen. Sollten Beschwerden nach einem Diätfehler auftreten, verschwinden diese auch rasch wieder. Dennoch führen häufige Diätfehler langfristig wieder zu einer Antikörperbildung und bei regelmäßigem Vorkommen auch zu einer erneuten Schädigung der Dünndarmschleimhaut.

Eine klare Schwellendosis für eine unschädliche Glutenmenge kann nicht benannt werden. Studien zufolge scheinen winzige Glutenmengen von 20–30 mg täglich bei vielen Betroffenen zu keinen Schleimhautschädigungen zu führen. Allerdings sei hier nochmals der Stellenwert einer konsequenten und strikten glutenfreien Ernährung in der Behandlung einer Zöliakie betont.

Muss ich unter einer glutenfreien Ernährung einen Nährstoffmangel befürchten?

Nein. Bei einer ausgewogenen glutenfreien Ernährung ist diese Sorge unbegründet. Bei Erstdiagnose einer Zöliakie sollten die wichtigsten Nährstoffe und Vitamine (s. S. 50) im Blut überprüft und durch ernährungsmedizinische Begleitung in der Anfangsphase der Diät behoben werden. Langfristig genügt eine ausgewogene glutenfreie Ernährung.

Kann man bei einer Zöliakie vegetarisch bzw. vegan leben?

Ja. Eine vegetarische oder vegane Ernährung mit Zöliakie stellt bei sorgfältiger Planung kein Problem dar. Jedoch müssen alle Nährstoffbedürfnisse – insbesondere der Eisenbedarf – sichergestellt werden.

Wie sieht es mit glutenfreiem Essen für Menschen, die keine Zöliakie haben, aus?

Glutenfrei Nahrung schadet nicht und kann daher bedenkenlos auch von Menschen, die keine Zöliakie haben, gegessen werden. Es kann sogar für die Abläufe zu Hause von Vorteil sein, wenn alle in einem Haushalt lebenden Personen sich glutenfrei ernähren. Dann entfallen die Probleme mit den Küchengeräten und dem getrennten Kochen.

Gibt es finanzielle Unterstützung aufgrund der hohen Kosten der glutenfreien Ernährung?

Ja. Details hierzu finden sich in Tipps rund um Finanzen (s. S. 115).

Darf ich nun Hafer essen oder nicht?

Die Verwendung von Hafer in der glutenfreien Ernährung ist nach wie vor umstritten. Kontaminationsfreier, eindeutig glutenfrei gekennzeichneter Hafer kann bedenkenlos verwendet werden. Dennoch enthält auch der Hafer eine Prolaminfraktion, das Avenin. Das Prolamin im Weizen nennt man Gliadin. Das Avenin im Hafer ist verträglicher als das Gliadin im Weizen und löst geringere immunologische Reaktionen aus.

FAKTOREN DER KONTAMINATION:

- Bei der Ernte werden dieselben landwirtschaftlichen Geräte (z.B. Mähdrescher) verwendet, die auch zur Ernte von Weizen, Roggen und Gerste verwendet werden. Hier findet die erste Kontamination statt.
- Der Transport erfolgt mit den gleichen LKWs und Säcken, in denen zuvor glutenhaltige Getreidesorten transportiert wurden.
- Bei der Weiterverarbeitung werden die Maschinen verwendet, die auch glutenhaltige Getreide verarbeiten.

Nur wenn wirklich streng getrennt angebaut, geerntet, transportiert und verarbeitet wird, ist Hafer glutenfrei und für Zöliakiebetroffene genießbar.

Darf ich noch Pommes mit Ketchup essen?

Pommes im Handel enthalten oft glutenhaltige Hilfsstoffe, damit die Pommes im Ofen oder in der Fritteuse knuspriger werden. Hände weg! Es gibt aber auch Pommes, die als glutenfrei ausgewiesen sind bzw. auf deren Verpackung steht: Kann Spuren von Gluten enthalten. Diese können in der glutenfreien Ernährung verwendet werden. Ketchup ist meist glutenfrei. Dennoch muss bei Soßen und Dips auf die Inhaltsstoffe geachtet werden. Nicht alle sind glutenfrei! Wenn Sie Soßen und Dips selbst herstellen, sind Sie auf der sicheren Seite.

Was hat es mit Flohsamenschalen, Guarkernmehl, Johannisbrotkernmehl und Xanthan auf sich?

Die oben genannten Produkte sind letztlich Bindemittel. Flohsamen sind die Samen der Pflanze Plantago ovata. Die kleinen braunen Samen erinnern ein wenig an Flöhe, daher der Name. Flohsamenschalen werden gern als Quellmittel bei Durchfallneigung, weichen Stühlen oder Verstopfung eingesetzt. Beim Backen eingestreut verleihen sie dem Teig eine bessere Konsistenz und binden Wasser. Die gleiche Funktion haben die Bindemittel Guarkernmehl, Johannisbrotkernmehl und Xanthan.

Dürfen Weizenkeimöl oder andere Öle aus glutenhaltigen Rohstoffen verwendet werden?

Alle reinen Öle und Fette enthalten keine Prolamine mehr. Sind daher glutenfrei.

Darf ich Nahrungsmittel essen, die mit dem Vermerk »kann Spuren von Gluten enthalten« versehen sind?

Dieser Hinweis ist freiwillig und es ist nicht ersichtlich, wie viel Gluten tatsächlich in den Produkten enthalten ist. Nicht alle Lebensmittelhersteller haben ein strenges Allergenmanagement. Diese Bezeichnung findet man vor allem dann, wenn der Lebensmittelbetrieb gleichzeitig auch glutenhaltige Rohstoffe verarbeitet und eine Kontamination möglich ist.

Muss ich Nahrungsergänzungsmittel, wie Vitamin- oder Mineralstoffpräparate, zu mir nehmen?

Eine (unbehandelte) Zöliakie stellt ein Risiko für einen Vitamin- oder Mineralstoffmangel dar. Eine Einnahme von Vitamin- oder Mineralstoffpräparaten wird jedoch nur empfohlen, wenn tatsächlich ein Mangel vorliegt. Eine Blutuntersuchung gibt hierfür Aufschluss.

Schützt das Stillen mein Baby vor einer Glutenunverträglichkeit?

Nein. Für die Entstehung einer Zöliakie sind die Gene und weitere Umweltfaktoren verantwortlich. Studien haben jedoch gezeigt, dass das Risiko für das »Ausbrechen« einer Zöliakie geringer ist, wenn während der Stillzeit kleinere Mengen glutenhaltiger Nahrungsmittel zugefüttert werden. Ein Abstillen vor dem 4. Lebensmonat erhöht das Risiko. Das Baby automatisch glutenfrei zu ernähren, nur weil die Mutter eine Zöliakie hat, ist falsch und wird nicht empfohlen.

Hat mein Kind auch Zöliakie, wenn ich daran erkrankt bin?

Nicht automatisch. Das Risiko liegt bei etwa 10–15 %. Bei Geschwisterkindern, wenn das andere Kind eine bestätigte Zöliakie hat, liegt das Risiko bei etwa 10 %. Für ein eineiiges Geschwisterkind sogar bei 75 %.

Mein Kind verweigert glutenfreie Nahrungsmittel – was kann ich tun?

Die Ablehnung von glutenfreiem Essen durch ein Zöliakie-Kind ist eine Herausforderung für betroffene Eltern. Wichtig ist: Erklären Sie Ihrem Kind altersgerecht, warum eine glutenfreie Ernährung wichtig ist. Gemeinsames Kochen und Backen weckt unter Umständen Neugier beim Kind, macht Spaß und das Kind wird aktiv in die Essensauswahl eingebunden. Selbstgekochtes schmeckt doch auch meist besser. Beteiligen Sie Ihr Kind bei der Auswahl leckerer Rezepte und fokussieren Sie die Auswahl auf Lieblingsspeisen des Kindes. Unterstützen Sie Ihr Kind je nach Alter, mit anderen Zöliakie-Kindern in Kontakt zu treten. Der direkte Austausch auf Augenhöhe kann eine Hilfe sein. Und zuletzt ist Ihre Geduld als Eltern gefragt. Hilfreich kann zudem eine professionelle Unterstützung durch Kinderärzt*in, Ernährungsberatung und Psycholog*in sein.

Kann ich mit Zöliakie Blut spenden?

Grundsätzlich ist das Blutspenden mit einer genetisch bedingten Erkrankung nicht erlaubt. Viele Blutspendezentralen machen aber bei der Zöliakie und auch bei der genetisch veranlagten Eisenspeichererkrankung (Hämochromatose) eine Ausnahme. Gleiches gilt für die Knochenmarkspende. Vor einer Spende sollte die regional zuständige Blutspendezentrale oder die DKMS gezielt angesprochen werden.

Muss ich mit einer Zöliakie Mitglied bei der Deutschen Zöliakie-Gesellschaft (DZG) werden? Lohnt sich ein Beitritt?

Nein. Eine Mitgliedschaft bei der DZG ist immer freiwillig. Aber auch aus persönlicher Erfahrung heraus ist eine Mitgliedschaft durchaus sinnvoll und hilft, gerade in den ersten Monaten der Zöliakie-Erkrankung, wertvollen Rat zu bekommen.

DIE WICHTIGSTEN ANGEBOTE DER DZG SIND:

- telefonische Ernährungs- und Arztsprechstunden für Fragen zur Diagnosestellung sowie rund um die glutenfreie Ernährung
- Datenbank »Einkaufen mit Zöliakie«
- Informationen zum Reisen und Essen außer Haus sowie Urlaubsinformationen über verschiedene Länder
- die DZG-App
- DZG-Rezeptesammlung
- Mitgliederzeitschrift DZG-Aktuell mit Tipps, Veranstaltungshinweisen und Rezeptvorschlägen
- Informationen zu Selbsthilfegruppen
- Freizeitangebote für Kinder, Jugendliche, Erwachsene und Familien
- Informationsmaterial und Flyer rund um Zöliakie und deren Begleiterkrankungen
- Zöliakie-Pass zur Dokumentation aller ärztlichen Befunde und Verlaufskontrollen

SELBSTHILFE

Selbsthilfe ist bei einer Zöliakie wichtig. Erst einmal heißt es, die Erkrankung anzunehmen und die Ernährung umzustellen. Ist der glutenfreie Alltag Normalität geworden, stellen sich häufig Fragen nach finanzieller Unterstützung, Steuererleichterung oder Kontakt zu Betroffenen. Wie verhält es sich bei (unerfülltem) Kinderwunsch? Wie gestalte ich mein Essen abwechslungsreicher, welche Kochbücher sind empfehlenswert? Wie finde ich Kontakt zu anderen Zöliakie-Betroffenen? Gibt es ein interessantes Online-Angebot? Auf alle diese Fragen geben Ihnen dieses Selbsthilfe-Kapitel und der anschließende Serviceteil Antworten.

Mit der Diagnose »Zöliakie« leben lernen

Vor der Diagnose »Zöliakie« muss man sich nicht fürchten. Aber so leicht es gesagt ist – Sie müssen sich »nur« glutenfrei ernähren – so schwierig kann die Umstellung sein. Sorgen kommen auf. Wie reagiert mein Umfeld, mein Freundeskreis? Was mache ich auf Reisen? Was bedeutet die Ernährungsumstellung für meine Familie, meinen Partner? Diese und weitere Punkte machen klar, und das ist vielen nicht bewusst, wie einschneidend die Veränderungen sind. Ganz klar und wichtig ist es, sich bewusst zu machen: Eine Zöliakie ist kein Verbot für leckeres Essen. Glutenfreies Essen kann genauso abwechslungsreich und vielfältig sein wie glutenhaltiges Essen, wie viele Koch- und Backbücher zeigen. Die einzige Schwierigkeit ist, mit den veränderten Teigbeschaffenheiten klarzukommen und sich einige Tricks und Kniffe anzueignen.

Der erste Schritt, um diesen Berg an Problemen zu überwinden, ist, die Diagnose »Zöliakie« erst einmal zu akzeptieren und anzunehmen. Es hilft, sich klarzumachen, dass man an einer Zöliakie nicht schuld ist, nichts falsch gemacht hat.

Viele Erkrankungen kommen von heute auf morgen und für die meisten Erkrankungen trägt man keine Schuld. Der zweite Schritt ist, dass man den Freundeskreis und das familiäre Umfeld mit einbezieht, präzise aufklärt und bestenfalls gemeinsam versucht, möglichst normal weiterzuleben. Eine Routine im Alltag entwickelt sich von ganz allein, braucht aber viel Zeit und vor allem – das ist häufig am schwierigsten – Geduld.

Nehmen Sie Einladungen zum Essen unbedingt an. Es wäre schade, wenn Sie sich aus Angst, einen Diätfehler zu machen oder sich »outen« zu müssen, zurückziehen. Freunde sind wichtig. Auch und gerade in dieser Zeit der Umstellung. Nehmen Sie zu Einladungen im privaten Umfeld eigenes glutenfreies Essen mit, so kommen möglicherweise auch Nicht-Zöliakie-Betroffene auf den Geschmack. Viele verstehen nicht, warum auch kleinste Mengen Mehl oder glutenhaltige Brösel ein Problem sind. Hier kann es helfen, die Zöliakie als »Allergie« gegen Mehl zu erklären. Mit dem Begriff Allergie verbinden die meisten eine schwere Reaktion, jeder kennt selbst allergische Reaktionen, beispielsweise nach einem Bienenstich.

Schwierig sind Fragen aus dem Umfeld wie »Ist eine Zöliakie ansteckend?«. Dies kann einen verletzen, vor allem dann, wenn das Umfeld auf Abstand geht. Hier hilft nur eine konsequente Aufklärung. Versuchen Sie, positiv an Ihren »Glutenfrei-Weg« zu gehen. Sicherlich hatten Sie vor der Diagnose schon lange einschränkende Beschwerden. Machen Sie sich klar: Jetzt ist das Problem gefunden und man kann etwas dagegen tun. Informieren Sie sich umfassend zu Ihrer Erkrankung. Eine gute Basis hierfür hat Ihnen hoffentlich dieses Buch vermittelt. Werden Sie zum Experten Ihrer eigenen Erkrankung. Das hilft, mit allen Situationen und Problemen gelassen umgehen zu können. Der Trost in allem ist: Irgendwann ist alles normal und gut – auch wenn der Weg dorthin durch Täler und über Berge geht!

Fruchtbarkeit, Kinderwunsch und Schwangerschaft

Warum eine glutenfreie Ernährung so wichtig ist, zeigen auch die Fakten rund um unerfüllten Kinderwunsch, Pubertät und Wechseljahre. Die Zeitspanne der Fruchtbarkeit ist bei Frauen mit unbehandelter Zöliakie um Jahre verkürzt. Die Pubertät setzt später ein, die Menopause rückt einige Zeit vor. Unter einer glutenfreien Ernährung normalisiert sich dieser Zeitenzyklus. Bei Frauen mit einer Zöliakie, die sich nicht glutenfrei ernähren, kann es zu einer ungewollten Kinderlosigkeit kommen. Schwanger werden kann schwierig sein. Ein normaler Hormonhaushalt hängt mit einer ausreichenden Vitamin- und Mineralstoffversorgung zusammen. Defizite können zu Störungen im Hormonhaushalt und damit zu Zyklusstörungen der Frau führen.

Ist die Empfängnis geglückt, zeigt sich bei unbehandelten Zöliakie-Frauen eine erhöhte Fehlgeburtenrate. Eine strikte glutenfreie Ernährung beeinflusst eine Schwangerschaft dagegen positiv.

Damit wird klar: Eine gute und konsequente glutenfreie Ernährung verhindert eine verspätet einsetzende Pubertät, verfrüht einsetzende Wechseljahre, fördert ein normales Schwangerwerden und kann Probleme während der Schwangerschaft bis hin zur Fehlgeburt verhindern.

Tipps rund um Finanzen

Eine glutenfreie Ernährung ist kostenintensiv. Zuschüsse können über das Sozialamt oder die Krankenkassen beantragt werden. Eine Hilfestellung hierfür gibt die Deutsche Zöliakie-Gesellschaft.

Bei einer ärztlich diagnostizierten Zöliakie sollte man zunächst einen »Grad der Behinderung (GdB)« beantragen. Dies mag manchen abschrecken, aber ohne einen attestierten Grad der Behinderung kommen viele Fördermöglichkeiten nicht in Betracht. Anträge können über das Landratsamt bzw. das Sozialamt gestellt werden, das dann ein Gutachten bei einem Arzt in Auftrag gibt. Wird ein GdB von 20 bescheinigt, kann bei der Steuererklärung ein Pauschbetrag von derzeit 384 Euro angegeben werden. Dies wird in der Anlage »Außergewöhnliche Belastungen« der Steuererklärung geltend gemacht. Wird der Antrag abgelehnt, lohnt ein Widerspruch mit Verweis auf die Versorgungsmedizin-Verordnung.

Personen, die Bürgergeld beziehen, erhalten zusätzlich einen Zuschuss von derzeit 78 Euro für die kostenaufwendige Ernährung (§21 SGB II).

Es ist wichtig zu beachten, dass die Anerkennung von steuerlichen Abzügen für Mehrkosten im Zusammenhang mit einer glutenfreien Ernährung von Land zu Land unterschiedlich ist. Daher ist es ratsam, einen qualifizierten Steuerberater mit ins Boot zu nehmen, um sicherzustellen, dass Sie alle verfügbaren steuerlichen Vorteile nutzen und die geltenden Gesetze in Ihrem Steuergebiet einhalten.

WISSEN

Weitere Finanztipps

Budget erstellen: Beginnen Sie mit einem klaren monatlichen Budget. Listen Sie Ihre Einnahmen und Ausgaben auf, um herauszufinden, wie viel Sie für glutenfreie Lebensmittel und gesundheitliche Bedürfnisse ausgeben können.

Preisvergleiche anstellen: Vergleichen Sie Preise für glutenfreie Lebensmittel in verschiedenen Geschäften und online. Oft gibt es Preisunterschiede und Sie können Geld sparen.

Lebensmittelvorrat anlegen: Kaufen Sie glutenfreie Lebensmittel in größeren Mengen, wenn sie im Angebot sind, und lagern Sie sie zu Hause. Dies kann langfristig Geld sparen.

Essen selbst zubereiten: Kochen Sie selbst zu Hause, anstatt auswärts zu essen. Selbstgemachte glutenfreie Mahlzeiten sind in der Regel kostengünstiger.

Belege sammeln: Halten Sie alle medizinischen Ausgaben, die im Zusammenhang mit Zöliakie stehen, sorgfältig fest. Dazu gehören Quittungen für glutenfreie Lebensmittel, Arztrechnungen, Kosten für diätetische Beratung, medizinische Tests und Behandlungen.

Finanzielle Unterstützung suchen: Informieren Sie sich über Stiftungen, Unterstützungsprogramme und Organisationen, die finanzielle Hilfe für Menschen mit Zöliakie anbieten.

Mitgliedschaft in Zöliakie-Vereinigungen: Der Beitritt zu einer Zöliakie-Gesellschaft kann den Zugang zu Informationen, Angeboten und Rabatten auf glutenfreie Produkte erleichtern.

Prüfen Sie Steuergesetze: Informieren Sie sich über die Steuergesetze in Ihrem Land oder Ihrer Region, um festzustellen, ob medizinische Ausgaben im Zusammenhang mit Zöliakie als abzugsfähige Kosten anerkannt werden.

Arbeiten Sie mit einem Steuerberater zusammen: Ein Steuerberater kann Ihnen bei der Bewertung Ihrer spezifischen Situation und der Einhaltung der geltenden Gesetze und Vorschriften helfen. Er kann auch bei der Festlegung abzugsfähiger Kosten und der Optimierung Ihrer Steuererklärung helfen.

Attest über die Diagnose Zöliakie: Hilfreich ist, sich von Ihrem Arzt eine schriftliche Bestätigung ausstellen zu lassen, dass Ihre glutenfreie Ernährung aus medizinischen Gründen notwendig ist.

QUELLENANGABEN

1 Gee S. On the coeliac affection. St Bartholomews Hosp Rep 1888; 24: 17–20

2 Dicke WK. Investigation of the harmful effects of certain types of cereal on patients suffering from coeliac disease. State University of Utrecht, Faculty of Medicine, 1950

3 van De Kamer JH et al. Coeliac disease. IV. An investigation into the injurious constituents of wheat in connection with their action on patients with coeliac disease. Acta Paediatr 1953; 42 (3): 223–231

4 Berger E. Zur allergischen Pathogenese der Cöliakie. Bibliotheca Paediatrica Fasc. 1958; S. 67

5 Al-Toma A et al. European Society for the Study of Coeliac Disease (ESsCD) guideline for coeliac disease and other gluten-related disorders. United European Gastroenterol J 2019; 7 (5): 583–613

6 Singh P et al. Global Prevalence of Celiac Disease: Systematic Review and Meta-analysis. Clin Gastroenterol Hepatol 2018; 16 (6): 823–836

7 Garzón-Benavides M et al. Aliment Pharmacol Ther 2023; 57 (9): 993–1003

8 Nuti R et al. Prevalence of undiagnosed coeliac syndrome in osteoporotic women. J Intern Med 2001; 250 (4): 361–366

9 Garcia-Manzanares A et al. Bone mineral density directly correlates with duodenal Marsh stage in newly diagnosed adult celiac patients. Scand J Gastroenterol 2012; 47 (8): 927–936

10 Bergman D et al. Celiac disease and risk of microscopic colitis: A nationwide population-based matched cohort study. United European Gastroenterol J 2023; 11 (2): 189–201

11 Galli G et al. Sex–Gender Differences in Adult Coeliac Disease at Diagnosis and Gluten-Free-Diet Follow up. Nutrients 2022; 14: 3192

12 Lima RF et al. Gender-Related Differences in Celiac Patients at Diagnosis. Arch Med Res 2019; 50 (7): 437–441

13 Jansson-Knodel CL et al. Gender-Based Differences in a Population-Based Cohort with Celiac Disease: More Alike than Unalike. Dig Dis Sci 2018; 63 (1): 184–192

14 Stephansson O et al. Risk of Endometriosis in 11.000 Women with Celiac Disease. Hum Reprod 2011; 26 (10): 2896–2901

15 Pinier et al. The copolymer P(HEMA-co-SS) binds gluten and reduces immune response in gluten-sensitized mice and human tissue. Gastroenterol 2012; 142 (2): 316–325

16 Murray JA et al. Latiglutenase Protects the Mucosa and Attenuates Symptom Severity in Patients With Celiac Disease Exposed to a Gluten Challenge. Gastroenterol 2022; 163 (6): 1510–1521

17 Janssen G et al. Ineffective Degradation of Immunogenic Gluten Epitopes by Currently Available Digestive Enzyme Supplements. PLoS ONE 2015; 10 (6): e128065

18 Khalegi S et al. The potential utilitiy of tight junction regulation in celiac disease: focus on larazotide acetate. Ther Adv Gastroenterol 2016; 9 (1): 37–49

19 Paterson BM et al. The safety, tolerance, pharmacokinetic, and pharmacodynamic effects of single doses of AT-1001 in coeliac disease subjects: A proof of concept study. Aliment Pharmacol Ther 2007; 26 (5): 757–766

20 Schuppan D et al. A Randomized Trial of a Transglutaminase 2 Inhibitor for Celiac Disease. N Engl J Med 2021; 385 (1): 35–45

21 Croese J et al. Randomized Placebo Controlled Trial of Experimental Hookworm Infection for Improving Gluten Tolerance in Celiac Disease. Clin Translational Gastroenterol 2020; 11: e00274

22 Tye-Din JA et al. Efficacy and safety of gluten peptide-based antigen-specific immunotherapy (Nexvax2) in adults with coeliac disease after bolus exposure to gluten (RESET CeD): an interim analysis of a terminated randomized, double-blind, plazebo-controlled phase 2 study. Lancet Gastroenterol Hepatol 2023; 8 (5): 446–457

23 Kelly CP et al. TAK-101 Nanoparticles Induce Gluten-Specific Tolerance in Celiac Disease: A Randomized, Double-Blind, Plazebo-Controlled Study. Gastroenterol 2021; 161 (1): 66–80

SACHVERZEICHNIS

Liebe Leserin, lieber Leser,

hat Ihnen dieses Buch weitergeholfen? Für Anregungen, Kritik, aber auch für Lob sind wir offen.
So können wir in Zukunft noch besser auf Ihre Wünsche eingehen.
Schreiben Sie uns, denn Ihre Meinung zählt!

Ihr TRIAS Verlag

https://kundenservice.thieme.de | Lektorat TRIAS Verlag, Postfach 30 05 04, 70445 Stuttgart

/trias.tut.mir.gut /trias_verlag /triasverlag www.trias-verlag.de/newsletter

Empfehlungen von Dr. med. Markus Escher

Bücher zum Weiterlesen

Titel	Autor(en)	Verlag, ISBN	Bemerkung
RATGEBER UND FACHBÜCHER			
Zöliakie: Einfach auf glutenfrei umstellen	Hiller, Andrea	TRIAS Verlag 978-3-8304-6227-9	
Kurz und klar: Mein Kind hat Zöliakie	Paas, Doris	Paas'sche Heftchenreihe 978-3-7347-7138-5	
Kurz und Klar: Zöliakie und Gluten-Sensitivität	Paas, Doris	Paas'sche Heftchenreihe 978-3734759376	
Unser Zöli-Kind: Familienalltag mit Zöliakie	Fottner, Melanie	BoD-Books on Demand 978-3-753-4542-21	
Glutenfrei für Einsteiger: Leben mit Zöliakie und Glutenintoleranz	Rose, Ann	Eigenverlag 979-8-7270-0698-6	
Tägliches Brot: Krank durch Weizen, Gluten und ATI	Schuppan, Detlef Gisbert-Schuppan, Kristin	Springer Verlag 978-3-662-56043-3	exzellentes Fachwissen für Ärzte
Nahrungsmittelunverträglichkeiten: Lactose – Fructose – Histamin – Gluten	Smollich, Martin Vogelreuter, Axel	Wissenschaftliche Verlagsgesellschaft Stuttgart 978-3-8047-3508-8	umfangreich, auf den Punkt gebracht, für Fachgruppen
Zöliakie und andere glutenassoziierte Erkrankungen	Leiß, Ottmar	Walter de Gruyter Verlag, 978-3-11-055956-9	für Fachgruppen
KOCH- UND BACKBÜCHER			
Glutenfreier Backgenuss	Bunse, Annette Bunse, Marek	Eigenverlag 978-3-00-0645433-3	
Glutenfrei Backen mit Mehl aus Früchten, Nüssen und Hülsenfrüchten		Jan Thorbecke Verlag 978-37995 14910	
Buchweizen: Die glutenfreie Alternative	Catz Clémence	Hädecke Verlag 978-3-7750-0761-0	
Meine glutenfreie Lieblingsbäckerei	Gruber, Tanja	Kneipp-Verlag 978-3-7088-0743-0	
Meine glutenfreien Kuchen und Torten	Gruber, Tanja	Kneipp-Verlag 978-3-7088-0805-5	
Herzhaft backen ohne Mehl: Pizza, Quiche und Co. glutenfrei	Donnermeyer, Anja	Eugen Ulmer 978-3-8186-0413-4	
Backen ohne Mehl: Kaffeklatsch glutenfrei	Donnermeyer, Anja	Eugen Ulmer 978-3-8001-03386	
Alles ohne Mehl	Schmedes, Christa	Gräfe und Unzer Verlag 978-3-8338-7357-7	
Backen ohne Gluten	Frank, Muriel	TRIAS Verlag 978-3-8304-3880-9	
Quinoa, Amaranth, Teff & Co.	Bänziger, Erica	Hädecke Verlag 978-3-7750-0638-5	
Glutenfreie Rezepte aus aller Welt	Freundner-Hagestedt, Stephanie Hagestedt, Inken	Schlütersche Verlagsgesellschaft 978-3-89993-634-6	
Vielfältig genießen bei Zöliakie	Freundner-Hagestedt, Stephanie Hagestedt, Inken	Schlütersche Verlagsgesellschaft 978-3-89993-592-9	

Titel	Autor(en)	Verlag, ISBN	Bemerkung
Glutenfrei kochen für die ganze Familie	Donnermeyer, Anja	TRIAS Verlag 978-3-43211-525-2	
Fingerfood glutenfrei: 50 Party-Rezepte – ganz ohne Mehl	Donnermeyer, Anja	Eugen Ulmer 978-3-8186-1374-7	
Meine glutenfreie Hausmannskost	Gruber, Tanja	Kneipp-Verlag 978-3-7088-0812-3	
Zöliakie, Laktose- und Fruktoseintoleranz: Das Koch- und Backbuch	Gruber, Tanja	Kneipp-Verlag 978-3708806624	
Köstlich essen bei Zöliakie	Hiller, Andrea	TRIAS Verlag 978-3-432-10080-7	Über 140 Rezepte: Gluten zuverlässig meiden
Glutenfrei kochen und backen: Ein praktischer Ratgeber mit 150 Rezepten bei Zöliakie	Buhmann, Carine	AT Verlag 978-3-03902-036-2	
Genial glutenfrei Backen	Grauer-Stojanovic, Stefanie	foodhacker Verlag 978-3-9817720-12	
Olivers glutenfreie Backwelt: Band 1	Welling, Oliver	Regionalia apart 978-3-95540-702-5	
Olivers glutenfreie Backwelt: Band 2	Welling, Oliver	Regionalia apart 978-3-95540-705-6	
Feelgood Küche: 60 Rezepte zum Glücklichsein – ohne Histamin, Gluten und Laktose	Irgang, Birgit	Münchner Verlagsgruppe 978-3-7423-1758-2	
Seelenfutter glutenfrei	Grauer, Stefanie	Gräfe und Unzer Verlag 978-3-8338-8571-6	
Kochen und Backen bei Gluten- und Weizen-Unverträglichkeit	Snowdon, Bettina	TRIAS Verlag 978-3-432-10408-9	
KINDER- UND JUGENDBÜCHER ZUM THEMA ZÖLIAKIE			
Hamster Henri isst glutenfrei: Das Bilderbuch zur Zöliakie	Herleth, Verena	Edition Riedenburg 978-3-903085-78-7	für Kinder im Kindergartenalter
Zöli wohnt in meinem Bauch	Lindemann, Maren	Klecks-Verlag 978-3-95683-431-8	für Kinder im Grundschulalter
Hey Darmzotte	Herleth, Verena	Edition Riedenburg 978-3-903085-74-9	Jugendroman
Henry entdeckt die Zottenwürmchen	Neumann, Anna-Barbara	Blaukreuz-Verlag 978-3-85580-529-7	Kindergarten- und Grundschulalter
Zucker, Zauber und Zinnober	Kulmer, Birgit	Edition Buchstabensuppe Verlag 978-3-9815068-0-8	Kindergartenalter
Das kleine Kätzchen Flora hat Zöliakie	Nußbacher, Tina	myMorowa von Morowa Lesezirkel 979-83-99093-113-4	Kindergartenalter
Zucker, Zauber und Zinnober: Das Kinderkochbuch	Kulmer, Birgit Marshall Anna	Edition Buchstabensuppe Verlag 978-3-9815068-1-5	Kindergarten- und Grundschulalter
Lotta und die Krümel	Rayner, Abigail Ruttan Molly	NordSüd Verlag 978-3-314-10590-6	Kindergarten- und Grundschulalter
Zöliakie bei Kindern – Das Kochbuch	Weimer-Koschera, Susanne	TRIAS Verlag 978-3-8304-6030-5	Grundschulalter
Zöliakie – Die Krypten- und Zottenmonster brauchen deine Hilfe ...	Wojik, Julia	BoD-Books on Demand 978-3-7357-3929-2	Grundschulalter

Titel	Autor(en)	Verlag, ISBN	Bemerkung
ZÖLIAKIE UND WEIHNACHTEN			
Meine glutenfreie Weihnachtsbäckerei	Gruber, Tanja	Kneipp-Verlag 978-3-7088-0785-0	
Zauberhafte Weihnachtsbäckerei – glutenfrei	Völkel, Anja	Pala-Verlag 978-3-89566-338-3	
Olivers kleine, internationale, glutenfreie Weihnachtsbackwelt	Welling, Oliver	Regionalia Verlag 978-3-95540-706-3	
Köstliche Weihnachtsleckereien: roh, vegan und glutenfrei	Petri, Britta Diana	Schirner Verlag 978-3-8434-1216-2	
Stressfreie Knusperwerke: Rezepte ohne Gluten, Milch, Haselnüsse	Riedelsheimer, Christine	BoD – Books on Demand 978-3-7543-5374-5	
SONSTIGE BÜCHER			
Richtig einkaufen: glutenfrei	Hiller, Andrea	TRIAS Verlag 978-3830435365	über 600 Nahrungsmittel bewertet

Empfehlenswerte Internetadressen

www.dzg-online.de – Deutsche Gesellschaft für Zöliakie; auf der Website finden Sie u. a. eine Liste aller bundesweiten Zöliakie-Selbsthilfegruppen

Alle nötigen Informationen zur Mitgliedschaft bei der DZG finden Sie unter: www.dzg-online.de/mitgliedschaft

www.aoecs.org – Dachgesellschaft aller europäischen Zöliakie-Gesellschaften

www.zoeliakie.or.at – Österreichische Arbeitsgemeinschaft Zöliakie e. V.

www.zoeliakie.ch – IG Zöliakie der Schweiz

www.coeliac.org.uk – britische Organisation für Zöliakie-Betroffene. Die Website bietet umfangreiche Informationen und Rezepte.

www.celiac.org – Die Celiac Disease Foundation ist eine amerikanische Organisation, die sich für Forschung einsetzt und einige Informationen dazu bietet.

www.gluten.org – amerikanische Organisation. Website enthält Informationen zu glutenfreien Zertifizierungen, Rezepte und einiges mehr.

www.beyondceliac.org – Website enthält Informationen zu aktuellen Forschungsprojekten.

www.zoelinet.de – Austauschplattform für junge Zöliakie-Patient*innen.

www.zoeliakie-austausch.de – Online-Community, in der Menschen mit Zöliakie ihre Erfahrungen teilen, Fragen stellen und Tipps austauschen können.

www.glutenfreetravelsite.com – Website enthält Bewertungen und Informationen über glutenfreie Restaurants und Reisemöglichkeiten weltweit.

www.dge.de – Deutsche Gesellschaft für Ernährung e. V. Website enthält Informationen zu Ernährung und Ernährungsberatersuche.

www.daab.de – Deutscher Allergie- und Asthmabund e. V. Die Website bietet Informationen zu Allergien und Ernährung.

www.gpge.de – Gesellschaft für Pädiatrische Gastroenterologie und Ernährung e. V. Hier finden Sie Informationen für Eltern und eine Expertensuche nach PLZ-Gebiet.

www.vdd.de – Verband der Diätassistenten Deutscher Bundesverband e. V. Die Website bietet Ernährungstipps und Ernährungsberatersuche in Ihrer Nähe.

www.glutendude.com – Blog eines Zöliakie-Betroffenen. Website enthält persönliche Geschichten, Ratschläge und humorvolle Beiträge.

www.meinallergieportal.de – Website mit Informationen zu Allergien und Unverträglichkeiten.

www.codecheck.info – Produktbarcode beim Einkaufen einscannen und wichtige Informationen zu den Inhaltsstoffen (z. B. Gluten, Zuckergehalt) und potenziellen Schadstoffen bekommen. Alternativ kann auch der Produktname eingegeben werden.

Informationen zu versorgungsmedizinischen Grundsätzen bzw. der Versorgungsmedizin-Verordnung finden sich hier:

https://www.gesetze-im-internet.de/versmedv/BJNR241200008.html

https://www.bmas.de/SharedDocs/Downloads/DE/Publikationen/k710-versorgungsmed-verordnung.pdf?__blob=publicationFile

Onlineshops für glutenfreie Produkte

www.schaer.com – Bekannter Anbieter vieler glutenfreier Produkte. Die Website bietet Informationen zu diesen, gibt aber auch viel Hintergrundwissen weiter.

www.gefro.de – Gefro bietet eine erlesene Auswahl an schmackhaften (selbst getestet) glutenfreien Suppen, Soßen, Salatdressings und Gewürzmischungen.

Weitere Onlineshops für glutenfreie Backzutaten finden Sie unter:

www.hammermuehle-shop.de

www.resch-frisch.com/backs/shop/glutenfreies

www.querfood.de – Onlineshop, der sehr viele unterschiedliche Marken und Produkte sowie auch Kochbücher und Backzubehör bietet.

www.alnavit.de – Bezugsquelle glutenfreier Nahrungsmittel.

www.seitz-glutenfrei.de – Onlineshop und reichhaltiges Angebot an glutenfreien Produkten.

www.werz.bio – Onlineshop und große Auswahl an glutenfreien Produkten.

E-Mail-Adressen der regionalen Selbsthilfegruppen der DZG (mit freundlicher Genehmigung der DZG)

Landkreis/Ort	Kontakt
Ahaus/Coesfeld	glutenfrei-ahaus-coesfeld@kp-dzg-online.de
Albtal	glutenfrei-albtal@kp-dzg-online.de
Altes Land	glutenfrei-altes-land@kp-dzg-online.de
Amberg/Neumarkt	glutenfrei-amberg-neumarkt@kp-dzg-online.de
Aschaffenburg/Miltenberg	glutenfrei-aschaffenburg@kp-dzg-online.de
Augsburg/Westliche Wälder	glutenfrei-augsburg-kinder@kp-dzg-online.de
Baden-Baden/Achern/Sasbachswalden	glutenfrei-mittelbaden-bad@kp-dzg-online.de
Bamberg	glutenfrei-bamberg@kp-dzg-online.de
Bayreuth/Weiden	glutenfrei-bt-wen@kp-dzg-online.de
Berlin	glutenfrei-berlin-erw@kp-dzg-online.de
Berlin	glutenfrei-berlin-kinder@kp-dzg-online.de
Bielefeld/Gütersloh/Paderborn	glutenfrei-owl@kp-dzg-online.de
Böblingen	glutenfrei-kreis-boeblingen@kp-dzg-online.de
Bocholt	glutenfrei-kreis-borken@kp-dzg-online.de
Bochum/Essen/Gelsenkirchen	glutenfrei-ruhrgebiet@kp-dzg-online.de
Bodensee/Oberschwaben/Westallgäu	glutenfrei-bodensee@kp-dzg-online.de
Bonn	glutenfrei-bonn@kp-dzg-online.de
Braunschweig	glutenfrei-braunschweig@kp-dzg-online.de
Brechtesgadener Land/Rosenheim/Traunstein	glutenfrei-berchtesgadener-land@kp-dzg-online.de
Bretten/Bruchsal	glutenfrei-bretten-bruchsal@kp-dzg-online.de
Calw/Nagold	glutenfrei-calw-nagold@kp-dzg-online.de
Chemnitz	glutenfrei-chemnitz@kp-dzg-online.de
Coburg/Kronach/Lichtenfels	glutenfrei-coburg@kp-dzg-online.de
Cottbus	glutenfrei-cottbus@kp-dzg-online.de
Darmstadt/Dieburg/Weiterstadt	glutenfrei-darmstadt@kp-dzg-online.de
Dresden	glutenfrei-dresden@kp-dzg-online.de
Düsseldorf	glutenfrei-koeln-ddorf-jugend@kp-dzg-online.de
Emsland	glutenfrei-emsland@kp-dzg-online.de

Landkreis/Ort	Kontakt
Ennepe-Ruhr-Kreis	glutenfrei-zoelitreff-en@kp-dzg-online.de
Erfurt	glutenfrei-erfurt@kp-dzg-online.de
Esslingen/Rems-Murr-Kreis	glutenfrei-rems-murr@kp-dzg-online.de
Frankfurt/Main und Umgebung	glutenfrei-frankfurt@kp-dzg-online.de
Freiburg/Titisee-Neustadt/Hochschwarzwald	glutenfrei-freiburg@kp-dzg-online.de
Gera/Neustadt an der Orla	glutenfrei-gera@kp-dzg-online.de
Görlitz	glutenfrei-goerlitz@kp-dzg-online.de
Göppingen/Schwäbisch Gmünd	glutenfrei-gmuend@kp-dzg-online.de
Göppingen/Schwäbisch Gmünd	glutenfrei-gp-gd@kp-dzg-online.de
Göttingen	glutenfrei-goettingen@kp-dzg-online.de
Greifswald/Stralsund/Wolgast	glutenfrei-greifswald-umgebung@kp-dzg-online.de
Halle/Saale	glutenfrei-halle@kp-dzg-online.de
Hamburg und Umgebung	glutenfrei-hamburg-kinder@kp-dzg-online.de
Hannover/Hildesheim	glutenfrei-hannover-erw@kp-dzg-online.de
Hannover/Hildesheim	glutenfrei-hannover-kinder@kp-dzg-online.de
Hannover/Hildesheim (Steinhuder Meer)	glutenfrei-steinhude@kp-dzg-online.de
Hannover/Hildesheim/Peine	glutenfrei-peine@kp-dzg-online.de
Heidelberg/Mannheim/Pfalz	glutenfrei-rhein-neckar@kp-dzg-online.de
Heidenheim	glutenfrei-heidenheim@kp-dzg-online.de
Heilbronn und Umgebung	glutenfrei-heilbronn@kp-dzg-online.de
Herford/Minden	glutenfrei-herford-minden@kp-dzg-online.de
Hochsauerlandkreis-West	glutenfrei-hsk-kinder@kp-dzg-online.de
Höxter	glutenfrei-hoexter@kp-dzg-online.de
Ingolstadt	glutenfrei-ingolstadt@kp-dzg-online.de
Karlsruhe	glutenfrei-karlsruhe@kp-dzg-online.de
Kassel	glutenfrei-schwalm-eder-kreis@kp-dzg-online.de
Kassel	glutenfrei-kassel-kinder@kp-dzg-online.de
Kiel	glutenfrei-kiel@kp-dzg-online.de
Köln	glutenfrei-koeln@kp-dzg-online.de
Köln	glutenfrei-koeln-ddorf-jugend@kp-dzg-online.de
Konstanz/Singen	glutenfrei-singen-hegau@kp-dzg-online.de
Krefeld	glutenfrei-krefeld@kp-dzg-online.de
Lahn-Dill-Kreis	glutenfrei-lahn-dill-kreis@kp-dzg-online.de
Landshut	glutenfrei-landshut@kp-dzg-online.de
Leipzig	glutenfrei-leipzig@kp-dzg-online.de
LKR Mettmann/Wuppertal/Rheinisch-Bergischer-Kreis	glutenfrei-bergisches-land@kp-dzg-online.de
LKR Osnabrück	glutenfrei-osnabrueck@kp-dzg-online.de
Lörrach/Müllheim	glutenfrei-loerrach-muellheim@kp-dzg-online.de
Lübeck/Ostholstein/Stormarn	glutenfrei-lohe@kp-dzg-online.de
Lübeck/Ostholstein/Stormarn	glutenfrei-stormarn@kp-dzg-online.de
Lüdinghausen/Unna	glutenfrei-hamm-umgebung@kp-dzg-online.de
Lüneburg/Celle	glutenfrei-lueneburg-celle-kinder@kp-dzg-online.de

Landkreis/Ort	Kontakt
Magdeburg	glutenfrei-magdeburg@kp-dzg-online.de
Mainz/Bingen	glutenfrei-mainz-bingen@kp-dzg-online.de
Mainz/Bingen	glutenfrei-mainzbingen-kinder@kp-dzg-online.de
München	glutenfrei-muenchen-nord@kp-dzg-online.de glutenfrei-muenchen-ost@kp-dzg-online.de glutenfrei-muenchen-west@kp-dzg-online.de
München/Garmisch-Partenkirchen/FFB/Dachau	glutenfrei-oberland@kp-dzg-online.de
Münster	glutenfrei-muenster@kp-dzg-online.de
Neckar-Odenwald-Kreis	glutenfrei-neckar-odenwald@kp-dzg-online.de
Neubrandenburg/Waren	glutenfrei-neubrandenburg@kp-dzg-online.de
Nordhausen	glutenfrei-nordhausen@kp-dzg-online.de
Nürnberg/Erlangen	glutenfrei-mittelfranken@kp-dzg-online.de
Oberallgäu/Ostallgäu	glutenfrei-oberallgaeu-ostallgaeu@kp-dzg-online.de
Offenburg/Ortenaukreis	glutenfrei-ortenau-sued@kp-dzg-online.de
Öhringen/Schwäbisch Hall	glutenfrei-hohenlohe@kp-dzg-online.de
Öhringen/Schwäbisch Hall	glutenfrei-crailsheim@kp-dzg-online.de
Oldenburg/Weser Ems	glutenfrei-oldenburg-emsland@kp-dzg-online.de
Ostprignitz-Ruppin	glutenfrei-perleberg@kp-dzg-online.de
Potsdam/Havelland	glutenfrei-potsdam@kp-dzg-online.de
Regensburg	glutenfrei-regensburg@kp-dzg-online.de
Region Erzgebirge/Glauchau/Zwickau	glutenfrei-erzgebirge@kp-dzg-online.de
Reutlingen/Tübingen	glutenfrei-tue-rt-kinder@kp-dzg-online.de
Rhein-Sieg-Kreis	glutenfrei-su@kp-dzg-online.de
Röhn-Grabfeld/Bad Neustadt an der Saale	glutenfrei-rhoen-grabfeld@kp-dzg-online.de
Rostock	glutenfrei-rostock@kp-dzg-online.de
Schwerin	glutenfrei-schwerin@kp-dzg-online.de
Ulm/Neu-Ulm/Alb-Donau-Kreis	glutenfrei-ulm@kp-dzg-online.de
Ulm/Neu-Ulm/Alb-Donau-Kreis	glutenfrei-ulm-kinder@kp-dzg-online.de
Waldshut	glutenfrei-waldshut@kp-dzg-online.de
Wartburgkreis/Wildeck/Bad Hersfeld/Rotenburg	glutenfrei-wartburgregion@kp-dzg-online.de
Wiesbaden	glutenfrei-wiesbaden@kp-dzg-online.de
Wiesental	glutenfrei-loerrach-wiesental@kp-dzg-online.de
Wilhelmshaven/Friesland	glutenfrei-wilhelmshaven@kp-dzg-online.de
Würzburg und Umgebung	glutenfrei-wuerzburg-erwachsene@kp-dzg-online.de
Würzburg und Umgebung	glutenfrei-wuerzburg-kinder@kp-dzg-online.de
Zollernalbkreis/Balingen	glutenfrei-zollernalbkreis-erw@kp-dzg-online.de
Zollernalbkreis/Balingen	glutenfrei-zak-kinder@kp-dzg-online.de

Bibliografische Information der Deutschen Nationalbibliothek
Die Deutsche Nationalbibliothek verzeichnet diese Publikation in der Deutschen Nationalbibliografie; detaillierte bibliografische Daten sind im Internet über http://dnb.d-nb.de abrufbar.

Programmplanung: Celestina Filbrandt
Projektmanagement: Anja Bippus
Redaktion: Anne Bleick
Bildredaktion: Marie Crämer
Umschlaggestaltung: © Thieme
Layout: CYCLUS · Visuelle Kommunikation, Stuttgart

Bildnachweis
Umschlagmotiv und Bild S. 3: © snyGGG/stock.adobe.com
Autorenfoto: © Dr. med. Markus Escher
Fotos im Innenteil: Stockfotos: S. 4
© Galigrafiya/stock.adobe.com, S. 8/9
© Andrey Popov/stock.adobe.com, S. 11
© Ibrahim/Stock.adobe.com, S. 26/27
© KMPZZZ/stock.adobe.com, S. 65
© KMPZZZ/stock.adobe.com, S. 66/67
© mira_y/stock.adobe.com, S. 77
© develi/stock.adobe.com, S. 94/95
© Kenall/stock.adobe.com. Composed & edited by Thieme.
S. 74 © die »Durchgestrichene Ähre« wird in Lizenz durch die DZG vergeben.

Rezeptfotos: S. 79, 81, 83 © S. Bütow/Thieme, S. 85 © N. Buroh/Thieme

Die abgebildeten Personen haben in keiner Weise etwas mit dem Thema zu tun.

Zeichnungen: Christine Lackner, Ittlingen

1. Auflage 2024

© 2024. Thieme. All rights reserved.
TRIAS Verlag in Georg Thieme Verlag KG
Rüdigerstraße 14, 70469 Stuttgart

Satz: CYCLUS · Media Produktion, Stuttgart
Druck: Grafisches Centrum Cuno GmbH, Calbe

Gedruckt auf chlorfrei gebleichtem Papier
Printed in Germany

ISBN 978-3-432-11780-5
eISBN (ePub) 978-3-432-11781-2

1 2 3 4 5 6

MIX
Papier | Fördert gute Waldnutzung
FSC® C043106
FSC www.fsc.org

Wichtiger Hinweis: Wie jede Wissenschaft ist die Medizin ständigen Entwicklungen unterworfen. Forschung und klinische Erfahrung erweitern unsere Erkenntnisse. Ganz besonders gilt das für die Behandlung und die medikamentöse Therapie. Bei allen in diesem Werk erwähnten Dosierungen oder Applikationen, bei Rezepten und Übungsanleitungen, bei Empfehlungen und Tipps dürfen Sie darauf vertrauen: Autoren, Herausgeber und Verlag haben große Sorgfalt darauf verwandt, dass diese Angaben dem Wissensstand bei Fertigstellung des Werkes entsprechen. Rezepte werden gekocht und ausprobiert. Übungen und Übungsreihen haben sich in der Praxis erfolgreich bewährt.Eine Garantie kann jedoch nicht übernommen werden. Eine Haftung des Autors, des Verlags oder seiner Beauftragten für Personen-, Sach- oder Vermögensschäden ist ausgeschlossen.

Das Werk, einschließlich aller seiner Teile, ist urheberrechtlich geschützt. Jede Verwendung außerhalb der engen Grenzen des Urheberrechtsgesetzes ist ohne Zustimmung des Verlages unzulässig und strafbar. Das gilt insbesondere für Vervielfältigung und Verbreitung in gedruckter Form, Übersetzung, Übertragung und Bearbeitung in andere Sprachen oder Fassungen sowie die Einspeicherung und Verbreitung in elektronischen Medienformen (z. B. CD-Rom, DVD, USB-Speicher, Datenbank, cloud-basierter Dienst, e-book und sonstige Formen des electronic publishing) und auch öffentlicher Zugänglichmachung (z. B. Internet, Intranet oder andere leitungsgebundene oder -ungebundene Datennetze), u. a. durch Wiedergabe auf stationären oder mobilen Empfangsgeräten, Monitoren, Smartphones, Tablets oder sonstigen Empfangsgeräten per Download (z. B. PDF, ePub, App) oder Abrufin sonstiger Form etc.

Marken, geschäftliche Bezeichnungen oder Handelsnamen werden nicht in jedem Fall besonders kenntlich gemacht. Aus dem Fehlen eines solchen Hinweises kann nicht geschlossen werden, dass es sich um einen freien Handelsnamen handelt.

Wo datenschutzrechtlich erforderlich, wurden die Namen und weitere Daten von Personen redaktionell verändert (Tarnnamen). Dies ist grundsätzlich der Fall bei Patient*innen, ihren Angehörigen und Freund*innen, z.T. auch bei weiteren Personen, die z.B. in die Behandlung von Patient*innen eingebunden sind.

Thieme Publikationen streben nach einer fachlich korrekten und unmissverständlichen Sprache. Dabei lehnt Thieme jeden Sprachgebrauch ab, der Menschen beleidigt oder diskriminiert, beispielsweise aufgrund einer Herkunft, Behinderung oder eines Geschlechts. Thieme wendet sich zudem gleichermaßen an Menschen jeder Geschlechtsidentität. Die Thieme Rechtschreibkonvention nennt Autor*innen mittlerweile konkrete Beispiele, wie sie alle Lesenden gleichberechtigt ansprechen können. Die Ansprache aller Menschen ist ausdrücklich auch dort intendiert, wo im Text (etwa aus Gründen der Leseleichtigkeit, des Text-Umfangs oder des situativen Stil-Empfindens) z.B. nur ein generisches Maskulinum verwendet wird.

Unsere Umwelt ist uns wichtig!
Papier aus nachhaltigen und kontrollierten Quellen
Druck in Deutschland mit kurzen Lieferwegen
Druckereien mit hohen Ansprüchen an Ökologie

TRIAS, einer der führenden Ratgeberverlage im Bereich Gesundheit, gehört zur Thieme Gruppe, marktführender Anbieter medizinischer Fachinformationen und Services. Anspruch der Thieme Gruppe ist es, den im Gesundheitswesen tätigen Berufsgruppen sowie allen an Gesundheit Interessierten genau die Informationen und Angebote bereitzustellen, die sie in einer bestimmten Arbeitssituation oder Lebensphase benötigen. Durch die hohe Qualität und zielgruppenspezifische Relevanz der angebotenen Leistungen bereitet Thieme den Weg für eine bessere Medizin und mehr Gesundheit im Leben.

Thieme

Das richtige Rezept
für jede Indikation

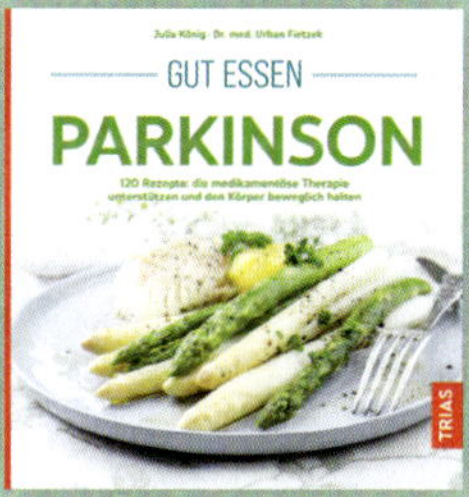

Julia König
Gut essen Parkinson

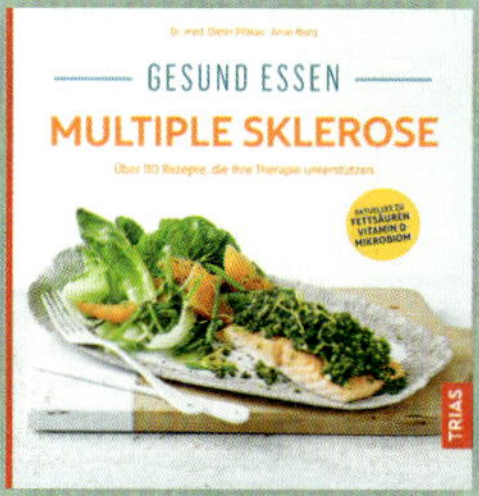

Dieter Pöhlau/Anne Iburg
Gesund essen Multiple Sklerose

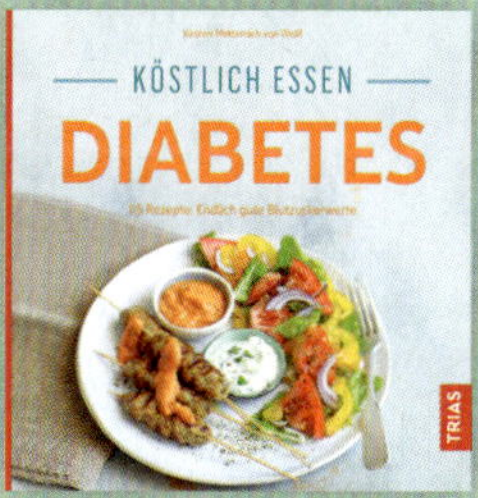

Kirsten Metternich
Köstlich essen Diabetes

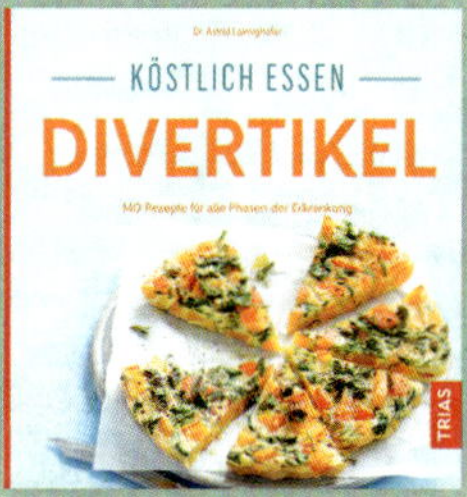

Astrid Laimighofer
Köstlich essen Divertikel

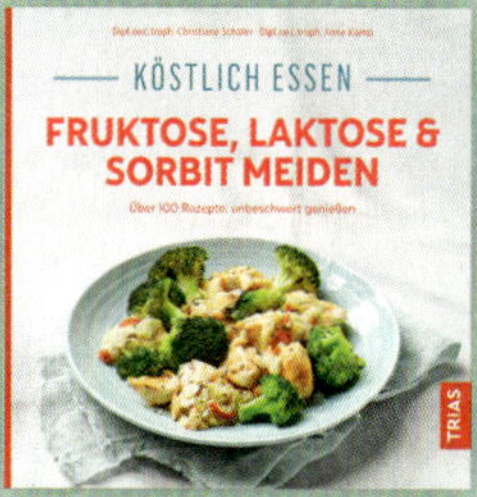

Christiane Schäfer/Anne Kamp
Köstlich essen Fruktose, Laktose & Sorbit meiden

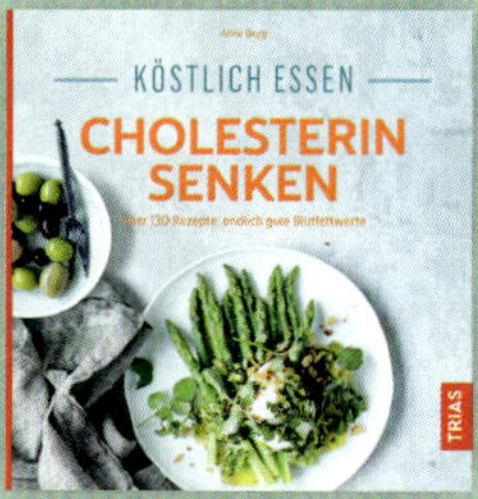

Anne Iburg
Köstlich essen –Cholesterin senken

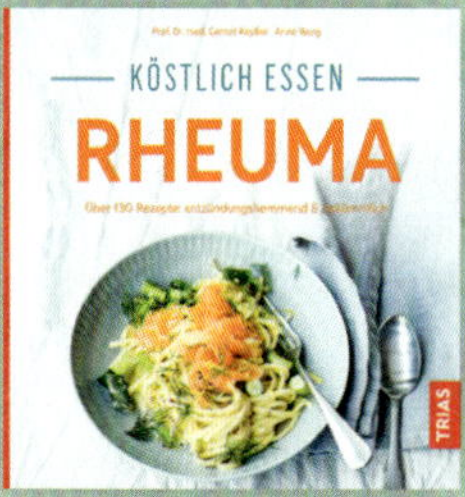

Gernot Keyßer
Köstlich essen – Rheuma

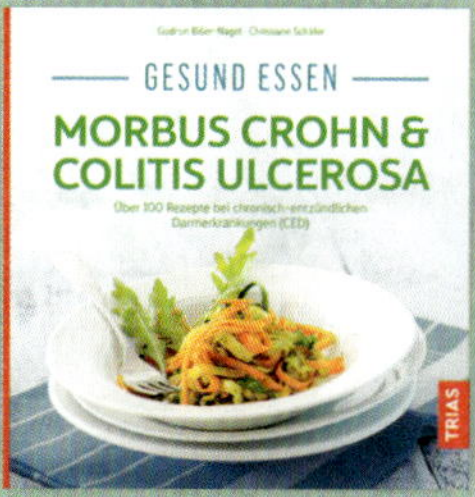

Gudrun Biller-Nagel
Gesund essen – Morbus Crohn & Colitis ulcerosa

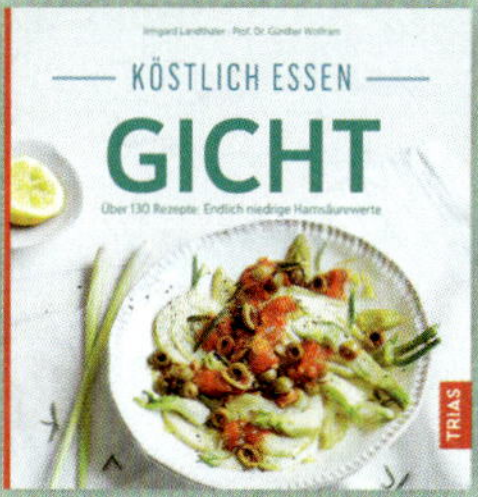

Irmgard Landthaler/
Günther Wolfram
Köstlich essen bei Gicht

Auch erhältlich als E-Book!

Mehr Bücher finden Sie hier:
www.trias-verlag.de

TRIAS